Start Exploring™

Gray's Anatomy

A Fact-Filled Coloring Book

格雷解剖涂色书

[美] 弗雷迪·斯塔克◎著

刘 茜 李晓娜◎译

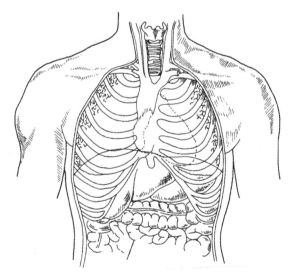

U0239746

北京科学技术出版社

This edition published by arrangement with Running Press Kids, an imprint of Perseus Books, LLC, a subsidiary of Hachette Book Group, Inc., New York, New York, USA.

All rights reserved.

Simplified Chinese translation copyright © 2018 by Beijing Science and Technology Publishing Co., Ltd.

著作权合同登记号　图字：01-2017-6652

图书在版编目（CIP）数据

格雷解剖涂色书 /（美）弗雷迪·斯塔克著；刘茜，李晓娜译. —北京：北京科学技术出版社，2018.3

ISBN 978-7-5304-9431-8

Ⅰ.①格… Ⅱ.①弗… ②刘… ③李… Ⅲ.①人体解剖学 – 图谱 Ⅳ.① R322-64

中国版本图书馆 CIP 数据核字（2017）第 316862 号

格雷解剖涂色书

作　　者：〔美〕弗雷迪·斯塔克	译　者：刘　茜　李晓娜
策划编辑：孔　倩	责任编辑：邵　勇
责任印制：吕　越	图文制作：史维肖
出 版 人：曾庆宇	出版发行：北京科学技术出版社
社　　址：北京西直门南大街 16 号	邮政编码：100035
电话传真：0086-10-66135495（总编室）	0086-10-66113227（发行部）
0086-10-66161952（发行部传真）	
电子信箱：bjkj@bjkjpress.com	网　址：www.bkydw.cn
经　　销：新华书店	印　刷：三河市华骏印务包装有限公司
开　　本：720mm×1000mm　1/16	印　张：8
版　　次：2018 年 3 月第 1 版	印　次：2018 年 3 月第 1 次印刷

ISBN 978-7-5304-9431-8 / R · 2451

定价：59.00 元

京科版图书，版权所有，侵权必究。
京科版图书，印装差错，负责退换。

前　言

什么是解剖学?

医生会告诉你，解剖学是研究骨骼、肌肉、血管和活体器官的科学；他们还会向你描述，当他们看到身体各部分相互适应、共同工作时，内心所产生的兴奋感以及探索所带来的满足感。在各种探索人体奥秘的方法中，为《格雷解剖涂色书》内的插图涂色可谓最佳选择。《格雷解剖涂色书》是解剖学领域的经典参考书，不仅能够让读者了解人体，同时也充满趣味。

涂色时，你尽可以选择自己喜欢的任何颜色，而如果医生在你的身体里发现了这些颜色，那么他可能一点儿都不会高兴！这是因为，人体器官的颜色是发现疾病的重要线索。例如，脂肪过多的肝脏是黄色的，充血的肝脏是红色的，胆汁过多的肝脏是绿色的，而有些病人的肝脏则是五颜六色的！

大部分内脏的颜色呈棕褐色或粉红色。肝脏和脾脏呈紫褐色，肾上腺呈亮黄色，而脂肪略微呈浅黄色。大脑表面呈浅灰色，内部近乎白色。血液当然是红色的，你觉得静脉是蓝色的，那只是因为它透过皮肤看起来像蓝色而已。

了解人体的这些颜色能够为你的探索提供便利，但这并不是要求你一定按照这些颜色来涂色。如果你想要绿色的肺脏，那就大胆地涂吧！尽情探索吧，玩得开心最重要！不断探索人体机器的奥秘吧！

——杰伊·F. 尚贝格，医学博士

目录 CONTENTS

格雷解剖涂色书

GRAY'S ANATOMY
A Fact–Filled Coloring Book

抬起头来！

观看恐怖电影或每逢万圣节时，你可能会看到骷髅，但你无须为此大惊小怪。上至耄耋老人，下至垂髫稚子，每个人都有一副骨骼。

像钢梁支撑着建筑物一样，骨骼支撑着你的身体。它是人体的保护组织，既轻便又结实。如果你的体重是 85 磅（1 磅 ≈ 0.45 千克），那么你的骨骼只有大约 15 磅，而相同体积的钢筋则可能比骨骼重 5 倍！

骨骼主要由钙、磷、水和一种被称为胶原蛋白的纤维状蛋白质组成。矿物质赋予骨骼力量，胶原蛋白使骨骼变得更有韧性。

一些骨骼保护人体的软组织和器官。保护脑部的颅骨由厚厚的联锁结构的骨板组成，这些骨板包括额骨、蝶骨、颞骨、顶骨和枕骨。

人成年后，上述骨板在被称为骨缝的部位相互连接，而在婴儿期，骨缝处的骨板彼此间不连接，这样就能保证大脑有足够的生长空间。当人长大后，骨缝处的骨板则变得坚硬，且连为一体。

下面的颅骨侧视图显示了构成颅骨的主要骨骼。颅骨为脑部提供了极佳的保护。

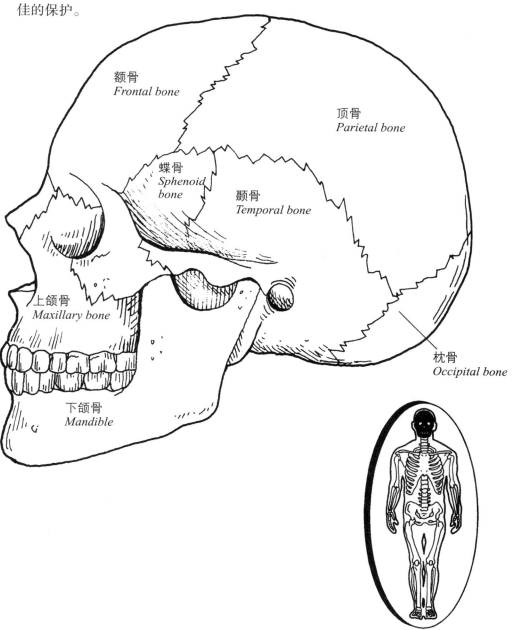

额骨
Frontal bone

顶骨
Parietal bone

蝶骨
Sphenoid bone

颞骨
Temporal bone

上颌骨
Maxillary bone

下颌骨
Mandible

枕骨
Occipital bone

颌骨有孔洞？

颌骨是由上颌骨和下颌骨两块骨头组成的，上颌骨固定不动，而下颌骨则可以移动，以便人进食和说话。

上颌骨中的中空部分为上颌窦，它真的是颅骨的孔洞！但你无须担心，因为每个人的头部都有这样的孔洞。上颌窦是一个空腔，这种构造可以让声音变得更加洪亮，但也会引发上颌窦的各种疾病。

当你感冒时，上颌窦会充满液体，但上颌窦的窦口并不在它底部，所以液体不能完全排出，这会使你觉得头部发胀。

颌骨的特别之处在于牙齿生长在颌骨内部，牙齿在生长过程中会伸出颌骨进入口腔内。牙齿的裸露部分被牙釉质所覆盖，而牙釉质是人体中最硬的物质。

牙根在牙龈线以下，被牙骨质所覆盖（牙骨质比牙釉质软）。牙根通过坚韧的结缔组织附着在颌骨上。

大多数儿童有 20 颗牙齿，而大多数成年人有 32 颗牙齿。牙齿根据作用的不同可以分为 4 类，你可以通过牙齿的形状来判断其类别。

位于口腔前部、像凿子一样的牙齿被称为切牙。你可以用切牙啃咬比较硬的食物，比如苹果和梨。第二类是尖牙，尖牙尖尖的，用来撕咬食物。第三类和第四类分别是前磨牙和磨牙，它们的主要任务是用又宽又平的顶部磨碎食物。

第三磨牙或者位于牙槽骨最里面的磨牙也被称为智齿。通常，人类智齿会在 20 岁左右时长出。数十万年前，人类的下巴更长，所以智齿有足够的生长空间。但在今天，多数人的颌骨内并没有智齿的生长空间。如果智齿的生长角度异常，那就必须请牙医把它们拔掉。

下图中位于颅骨左侧和下方的分别为乳牙和恒牙。牙齿的形状与其撕咬、研磨等功能相适应。

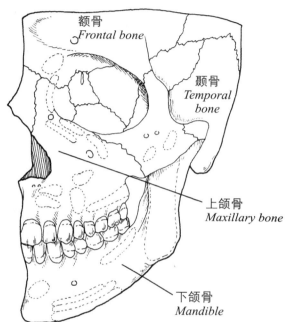

额骨
Frontal bone

颞骨
Temporal bone

上颌骨
Maxillary bone

下颌骨
Mandible

乳牙
Baby Teeth

切牙
Incisors

尖牙
Canines

磨牙
Molars

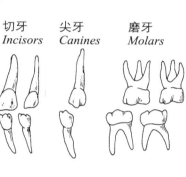

恒牙
Adult Teeth

磨牙
Molars

前磨牙
Bicuspids

尖牙
Canines

切牙
Incisors

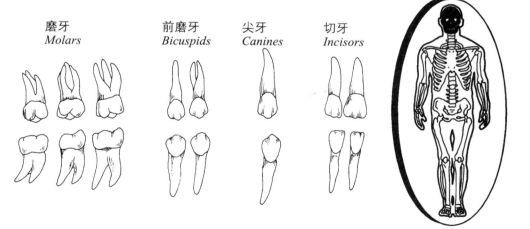

张开你的嘴

下颌骨是人脸部最大和最坚固的骨头之一，它与构成颅骨的颞骨连接形成铰链样结构——颞下颌关节，实现了嘴巴的张开以及闭合。

咀嚼肌附着在下颌骨上，咀嚼肌中最有力且最大的肌肉被称为咬肌。把手指放在脸颊上，咬紧牙关，你就可以感受到位于皮肤之下的咬肌的存在了。

虽然颞下颌关节非常灵活，但当遭受重击时，它往往会发生错位，这种情况被称为脱臼。当颞下颌关节脱臼时，嘴巴通常无法闭合。

在下颌骨的侧面，你可以看到叫作颏孔（mental foramen）的孔洞。通常，当看到"mental"（中文译为"精神的"——译者注）这个词时，我们会联想到大脑。但是在解剖学中，这个词来源于拉丁语中的"mentum"，含义为"颏"，而这个孔洞刚好位于颏点之后，所以被称为颏孔。神经和血管穿过这个孔洞，分别支配下颌和下唇的感觉并为其输送血液。

随着年龄的增长，你的下颌骨可能会发生磨损，出现变形。老年人的下颌骨可能无法保证牙齿位于正常位置，颏孔可能会从正常位置偏移到嘴巴下方。这可能会对穿过颏孔的神经造成刺激，从而让你在咀嚼或佩戴假牙时感到疼痛。

在人的一生中，下颌始终在发生变化。下图中，从上到下分别为婴儿、青少年、成年人和老年人的下颌。

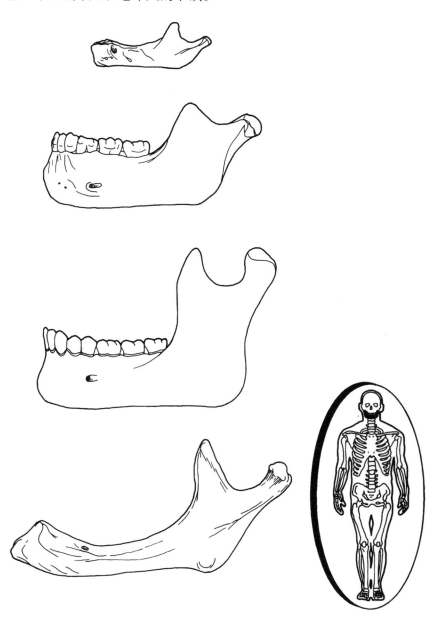

口腔的顶

腭构成了口腔的顶壁以及鼻腔的底部。腭分为两部分：位于口腔前部的骨质硬腭以及位于口腔后部的肉质软腭。

硬腭包括所有的上牙，当吃的比萨太热时，口腔中感到灼热的部位就是硬腭。硬腭是由部分上颌骨以及两块腭骨组成的。与颅骨中的其他骨骼一样，腭骨也存在孔洞，供神经、动脉和静脉通过。

软腭在硬腭之后，为肉质结构，并不是由骨骼构成的。吞咽时，软腭向上移动，以防止食物进入鼻腔。

如同牙齿、舌头、嘴唇和咽喉一样，腭对于发声也是非常重要的。同时，腭辅助舌头吞咽食物。咀嚼时，舌头将食物推向腭，使食物易于吞咽。

上图所示为硬腭及上牙。下图所示为下颌骨，咬肌附着在右侧的区域。

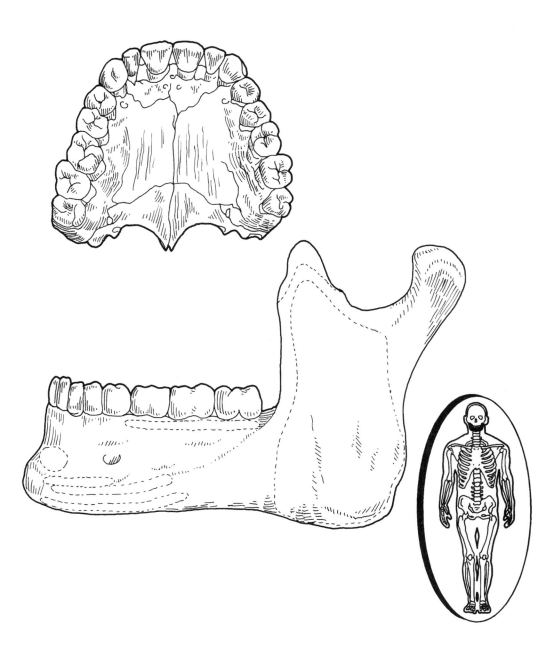

囟门及强力支持

右页上方的图片展示的是新生婴儿的颅骨。颅骨骨骼之间的接缝被称为颅骨缝，颅骨缝尚未闭合，可以移动。当新生儿出生时，未闭合的颅骨缝确保新生儿的头部能够承受母亲产道的挤压。未闭合的颅骨缝还允许婴儿的大脑在颅骨内生长。

虽然成年人的颅骨与图中婴儿的颅骨具有相同的骨骼，但有些部分是不同的。在婴儿颅骨顶视图和侧视图中，大的阴影区域较为柔软，被称为囟门。囟门和未闭合的颅骨缝，使婴儿的颅骨比成年人的颅骨更加柔软有弹性。随着婴儿长大，颅骨缝闭合，囟门变硬成为骨质。

右页下方图片所示为成年人颅骨的底部，位于颈部与颅骨连接处后方的骨头被称为枕骨，支撑头部并使头部移动的肌肉附着在枕骨之上。枕骨上有一个大孔，称为枕骨大孔。脊髓穿过枕骨大孔，并与被称为脑干的脑下部相连。

在枕骨大孔的两侧，骨质突起使颅骨固定于脊柱之上，它们与顶部颈骨——也称为第1颈椎——形成关节。颈内静脉从该关节上方的孔洞内穿过，输送血液离开大脑。

上图所示为婴儿颅骨的顶视图和侧视图。骨骼尚未完全闭合。下图所示为成人颅骨底部的枕骨外侧。

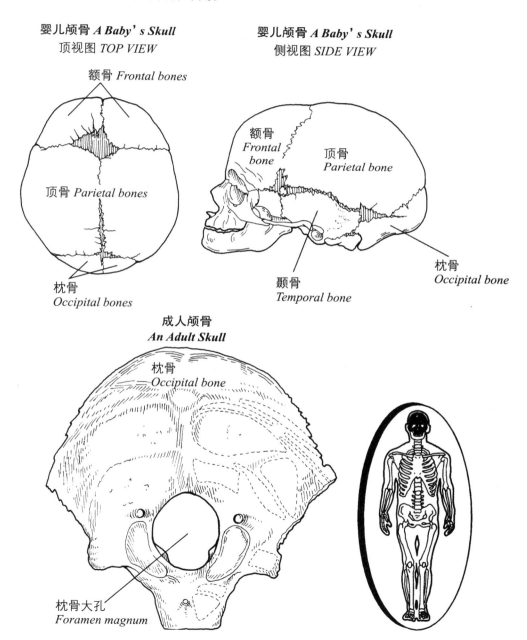

婴儿颅骨 *A Baby's Skull*
顶视图 *TOP VIEW*

额骨 *Frontal bones*

顶骨 *Parietal bones*

枕骨
Occipital bones

婴儿颅骨 *A Baby's Skull*
侧视图 *SIDE VIEW*

额骨
Frontal bone

顶骨
Parietal bone

枕骨
Occipital bone

颞骨
Temporal bone

成人颅骨
An Adult Skull

枕骨
Occipital bone

枕骨大孔
Foramen magnum

坚韧但脆弱

在右页的颅骨底视图中，你可以看到枕骨、硬腭和上颌牙。虚线所示为负责移动头部和下颌的各种肌肉。

图右侧所示为颧弓。最大的咀嚼肌——咬肌——附着在颧弓和下颌骨之上。

枕骨大孔是颅骨上最大的孔。神经、动脉和静脉通过颅骨上的孔洞穿过颅骨。因为这些孔洞的存在，颅底的骨骼极易发生骨折，但这也可能是因为颅底的骨骼比颅骨的其他部分更薄弱。颅底骨折可能影响大脑，后果会很严重！

右页左侧图所示为上颌骨的侧视图，显示了其上的一组牙齿和上方鼻腔。上颌骨很薄，是最容易折断的骨头之一。上颌骨骨折会使牙齿松动或脱落。

左图是上颌的侧视图，同时显示了牙齿、鼻腔及一侧眼眶。右图是从下向上看到的颅底。脊髓位于枕骨大孔的中心，而神经和血管通过其他孔洞穿过颅骨。

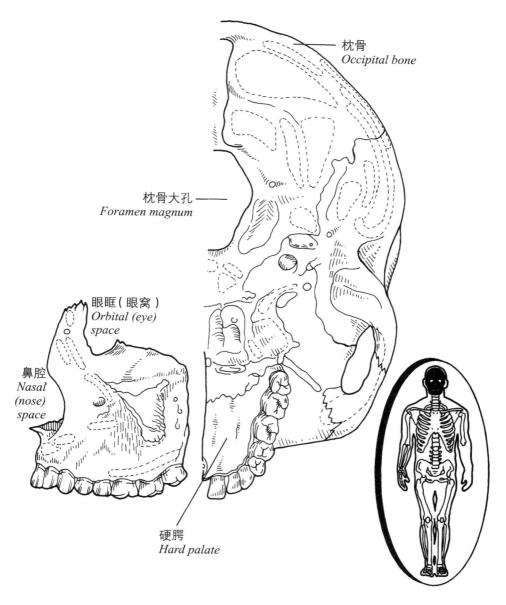

枕骨
Occipital bone

枕骨大孔
Foramen magnum

眼眶（眼窝）
Orbital (eye) space

鼻腔
Nasal (nose) space

硬腭
Hard palate

内置减震器

保证大脑正常工作所必需的神经和血管大多穿过颅底，其中较为重要的是脑部大静脉。

这些被称为静脉窦的大静脉并非位于脑中，而是位于大脑的硬脑膜内。坚硬的骨质颅骨和坚韧的组织膜覆盖在大脑表面保护大脑，这就像人们穿很多层衣服来保护身体一样。脑神经穿过这两个保护层。

颅骨位于脊柱顶部，而脊柱由26块环形骨头组成。脊柱的英文是backbone，不熟悉英文的人可能会觉得这个单词只是指一块骨头，但实际上脊柱是由许多骨头组成的。这些骨头被称为椎骨，其作用是保护脊髓。

脊柱的中心有椎管，内含31对脊神经，这些神经在脊髓和大脑之间传递信息。

椎间盘是椎骨间的减震软骨，而软骨是关节中的坚韧组织。这些椎间盘类似于汽车中的减震器。正如减震器能够减小道路颠簸对汽车造成的影响一样，椎间盘减小了你在步行或跑步过程中踏出的每一步对身体造成的冲击。有时，椎间盘可能会发生破裂，并对脊神经造成压迫，这将导致严重的背痛，临床上称为"椎间盘突出"。

从颅底内视图中，你可以看到保护大脑的厚厚的骨骼。右侧为脊柱，由 26 块环行骨头组成。

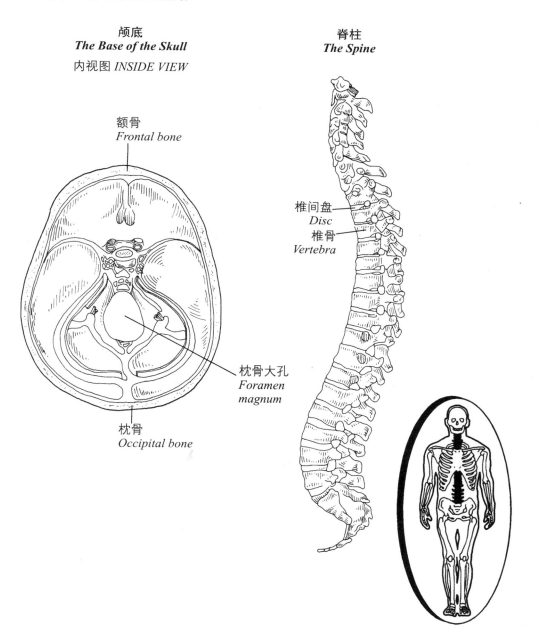

颅底
The Base of the Skull
内视图 *INSIDE VIEW*

脊柱
The Spine

额骨
Frontal bone

椎间盘
Disc

椎骨
Vertebra

枕骨大孔
Foramen magnum

枕骨
Occipital bone

眨眼

　　肌肉收缩时会带动骨骼或身体的其他部位。人体有超过600块肌肉，最小的肌肉连接着听小骨和鼓膜，而最大的肌肉则帮助你移动双腿。即使是简单的微笑和皱眉，也要靠肌肉牵动你的皮肤和嘴唇来完成。

　　通常来说，肌肉是成对工作的。一块肌肉向前拉，而另一块肌肉则会向后拉。这个看似简单的工作模式，帮助你完成大到投球小到穿针的所有动作。大脑和脊髓通过神经系统控制肌肉运动。

　　右页图所示为颅骨中及颅骨周围的一些肌肉。上图为覆盖颞骨的大肌肉，它被称为颞肌。颞肌与咬肌均附着在下颌骨上，都属于咀嚼肌。如果你把手指放在太阳穴上，咬紧牙关，你就可以感受到颞肌收缩。

　　下图为眼眶。每个眼眶中都有6块小肌肉用于移动眼球。从眼眶上方可以看到，其中一块肌肉穿过了名为滑车的微小结构。滑车允许肌肉呈对角线式的移动眼球。

　　当眼眶中的某一肌肉收缩时，上眼睑睁开，而与其不同的另一肌肉可以使眼睑闭合。眨眼一次只需大约1/10秒的时间，而当人处于清醒状态时，一天大约会眨眼10000次。眨眼能够保持眼球湿润，并拭去灰尘。

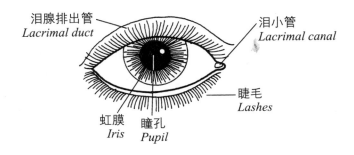

泪腺中产生泪液。泪液可以润滑眼睛，并通过泪小管排出。

颞肌是帮助你咀嚼的肌肉之一，其位于颅骨两侧。下图所示为眼眶中的眼球以及移动眼球的肌肉。

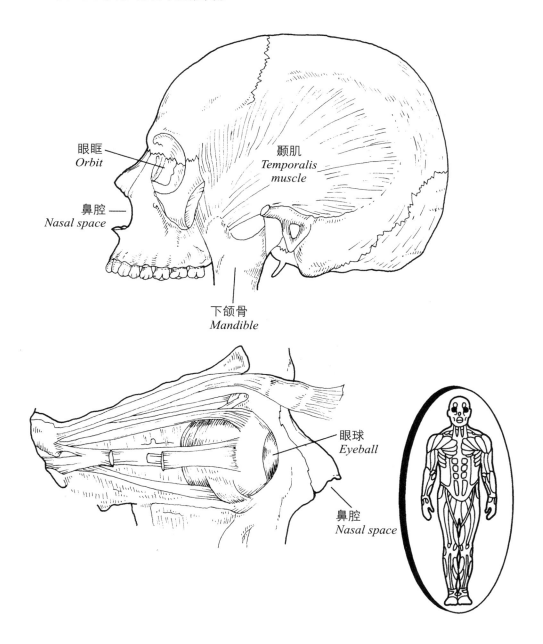

眼眶
Orbit

颞肌
Temporalis muscle

鼻腔
Nasal space

下颌骨
Mandible

眼球
Eyeball

鼻腔
Nasal space

快乐的面孔

想一想你在一天中露出的不同面孔，高兴时微笑、厌恶时撇嘴、惊讶时扬眉等等。完成这些小动作，需要动用到头部、面部和颈部的表层肌肉。

面部有两种形状的肌肉，覆盖颈部和脸颊的长而直的肌肉以及眼睛周围的环形肌肉。这些肌肉牵拉皮肤而非骨骼。

覆盖于颈部的肌肉被称为颈阔肌，颈阔肌能够绷紧颈部皮肤，使男性剃胡须变得更容易。其他带状肌肉附着于嘴角。这些肌肉可以让你做出微笑或不悦的表情。

脸颊部位的肌肉称为颊肌，颊肌使脸颊贴近牙齿，帮助你完成使用吸管吮吸的动作。当一些小号手演奏时，他们的颊肌大幅度地伸展，使脸颊鼓得像气球一样。

表层的其他肌肉可以移动鼻孔或摆动耳朵，但这些肌肉在人体中并不发达。

当眼睛周围的环形肌肉收缩时，眼睑紧闭以保护眼球。当你眯起眼睛时，这些肌肉也会使眼睛周围产生皱纹。嘴巴周围的环形肌肉能使嘴巴闭合，甚至做出撅嘴唇吹口哨或接吻的动作，同时，这种肌肉能够帮助人们发出声音。咀嚼时，环形肌肉与颊肌确保食物位于磨牙之间。

你的面部几乎完全覆盖着肌肉。这些肌肉帮助你变换面部表情。

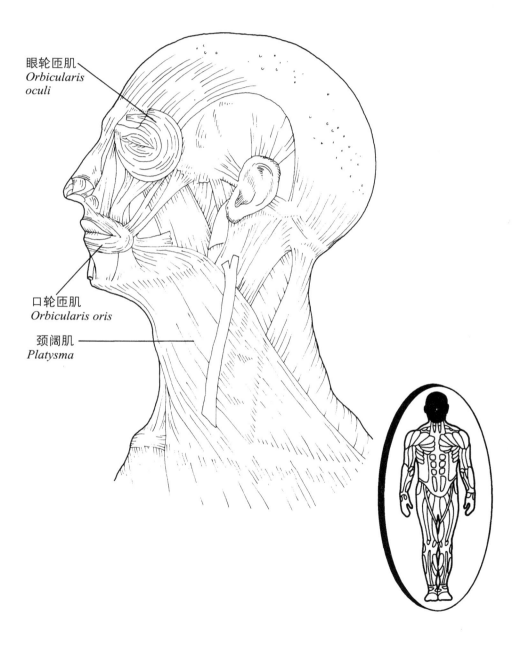

眼轮匝肌
Orbicularis oculi

口轮匝肌
Orbicularis oris

颈阔肌
Platysma

耸肩

　　表层肌肉之下是一层深层肌肉。右页图所示为位于颈部的深层肌肉。胸锁乳突肌是颈部两侧的两块大肌肉，平躺状态下，当胸锁乳突肌收缩时，头可以从枕头上抬起。当一侧的胸锁乳突肌收缩时，你的头部将向右或向左倾斜。

　　颈部后侧的肌肉被称为斜方肌，当你耸肩时，斜方肌将牵拉肩胛骨向上移动。你可以将手放在颈后，耸肩，感受斜方肌的收缩。

　　通常来说，斜方肌易于出现紧张及疼痛，如果你早晨醒来发现自己落枕了，那么斜方肌就是导致落枕的罪魁祸首。

　　在图中，你可以看到斜方肌和胸锁乳突肌之间的三角形区域，该区域的深层肌肉有助于保持头部直立。

　　胸锁乳突肌和颈前部之间形成了另一个三角形区域，吞咽所需的肌肉位于该区域，这些肌肉附着在下颌骨的下侧和颈上部的舌骨上。

颈部的若干肌肉帮助你完成吞咽食物和移动头部的动作。

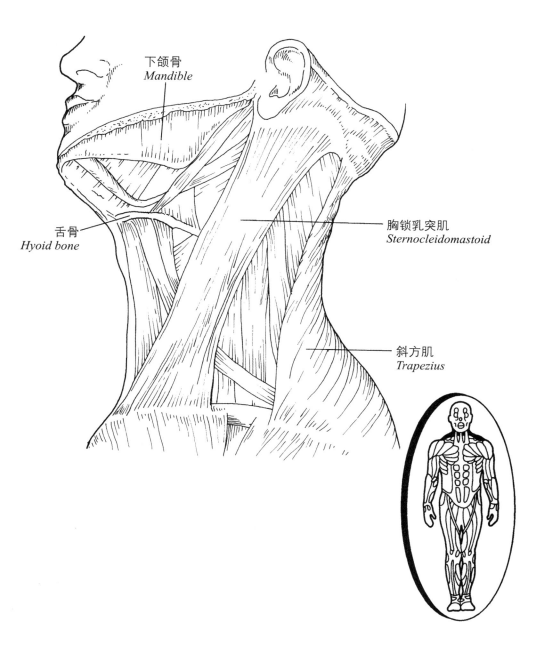

下颌骨
Mandible

胸锁乳突肌
Sternocleidomastoid

舌骨
Hyoid bone

斜方肌
Trapezius

21

疾病斗士

尽管人们认为骨骼是结实坚硬的，但事实并非如此。许多骨骼都有孔洞，右页上图所示为含有血管的骨骼。我们可以看到位于颅骨内外骨板之间的板障之中的静脉。为什么骨骼里还会有血管？这是因为骨骼是一种活体组织，需要血液为其提供营养物质。

为了有效开展工作，血液与淋巴建立了强大的盟友关系。淋巴是一种水性液体，为人体细胞及血液提供服务。氧气和营养物质通过血管被输送至细胞，产生的废物被淋巴从细胞运回血液。淋巴也会把血液中逸出的液体和蛋白质送回到循环系统。

血液循环系统包括人体内输送血液的心脏、静脉及动脉。输送淋巴的管道称为淋巴管。淋巴结是淋巴管中的大组织块，有助于去除淋巴中死亡的细胞和异物。

可抵抗疾病的白细胞也存在于淋巴结中，这些白细胞被称为淋巴细胞，它们通常聚集在一起抵抗感染。

当你撞到手臂或腿部出现了肿胀，这可能是由于淋巴细胞迅速聚集于受伤部位而造成的。

淋巴营救

当你不小心割伤自己时，细菌可能会通过伤口侵入你的血液。但你无须担心，因为淋巴结可以保护你。

淋巴细胞和其他白细胞在体内循环，追捕并消灭细菌。有一种淋巴细胞能释放对身体无害但可杀死细菌的有毒物质。

其他种类的淋巴细胞会像软糖一样包裹并吞噬癌细胞。

当出现腮腺炎等感染时，淋巴结中会充满淋巴细胞并出现肿胀，这会被误认为是"腺体肿胀"。

上图所示为颅骨内的静脉。

下图所示为保护和滋养人体细胞的淋巴管。

血管
Blood Vessels

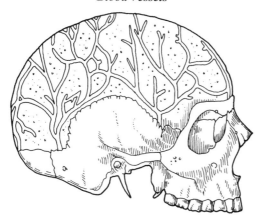

淋巴管
Lymph Vessels

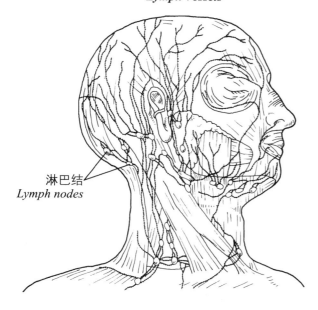

淋巴结
Lymph nodes

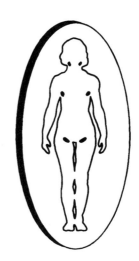

找找你的脉搏

人体内的所有活细胞，都需要营养物质和氧气才能保持存活。动脉是搏动的管道，将富含营养物质和氧气的血液从心脏输送到人体的各个部位。

动脉内衬有肌肉，当肌肉收缩时，动脉管回缩，从而将血液输送到最需要的部位。当你跑步时，胃肠动脉收缩而腿部的动脉舒张，这样一来，更多的血液将流向辛勤工作的腿部肌肉。

与移动手臂和腿部的肌肉不同，你无法控制动脉内的肌肉，这些肌肉被称为不随意肌。

右页上图所示的动脉是向颈部、面部及头皮供血的主要动脉，称为颈外动脉。颈外动脉分支较多，如果你将手指按压在下巴正下方的颈部，就可以感受到血液流过这条动脉而产生的搏动。有时，你可以感到颈外动脉的分支在太阳穴的位置产生的搏动。

右页下图所示为眼部的主要动脉，该动脉是颈内动脉的分支，被称为眼动脉。眼球右侧是泪腺，该腺体会产生眼泪，从而保持眼睛清洁和湿润。

你也可以看到眼球后面的视神经，该神经将视觉信号传递至大脑。

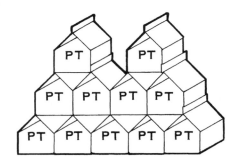

PT 是品脱的英文缩略词，品脱是一种液量或干量单位。
体重约为 150 磅的人大约有 11 品脱（1 品脱 ≈ 0.57 升）
的血液流经他的身体。

上图所示为表情肌以及为面部供血的动脉。下图所示为眼部的主要血管（已去除周围的骨骼和组织）。

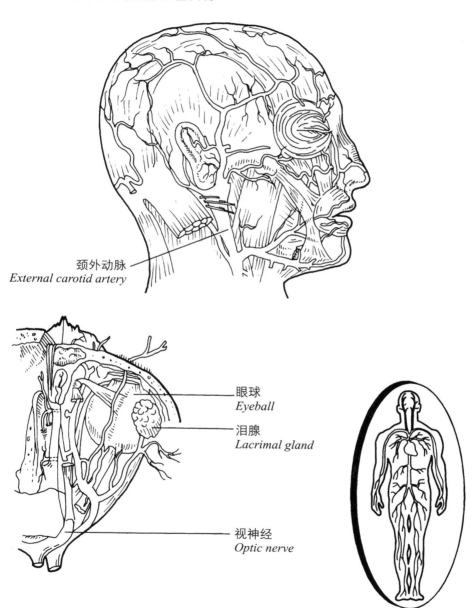

颈外动脉
External carotid artery

眼球
Eyeball

泪腺
Lacrimal gland

视神经
Optic nerve

表面之下

　　右页图所示为颈外动脉的大分支，你可以看到位于头部的两条主要分支。其中一条分支是向头皮供血的颞浅动脉，在太阳穴可以触及该动脉的搏动。

　　另一条分支是上颌动脉，该动脉在面部及上颌骨深处穿行，为大脑硬脑膜以及牙齿供血。同时，上颌动脉还为鼻腔供血，它穿过上颌骨和下颌骨上的孔洞，将血液输送到面部肌肉和皮肤。

　　上颌动脉后的两块肌肉被称为翼状肌。图中省略了部分肌肉，以便于你更好地了解上颌动脉。翼状肌、咬肌和颞肌共同帮助你咀嚼食物。

　　颞浅动脉后是另外两个结构，一个是颞骨上的洞，这个洞是耳道在颅骨上的开口。耳道将我们听到的声音传递至鼓膜；另一个是一块薄而尖的骨头，称为茎突。辅助吞咽及移动舌头的部分肌肉附着在茎突上。

下面的面部视图所示为位置较深的肌肉和动脉。

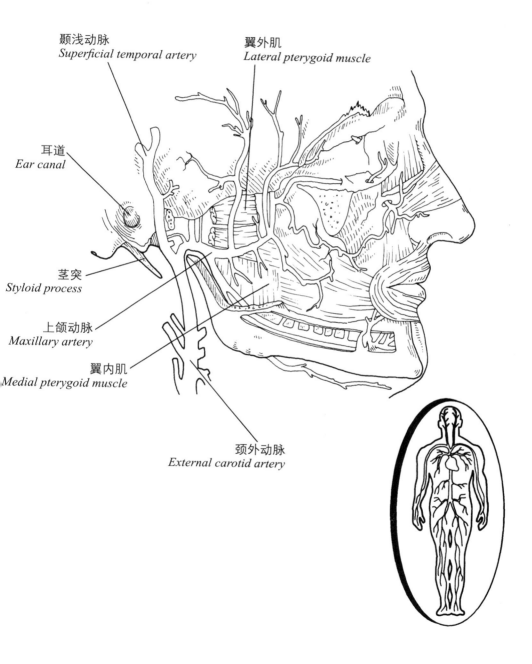

颞浅动脉
Superficial temporal artery

翼外肌
Lateral pterygoid muscle

耳道
Ear canal

茎突
Styloid process

上颌动脉
Maxillary artery

翼内肌
Medial pterygoid muscle

颈外动脉
External carotid artery

进入你的头部

　　位于颈部两侧的两条主要动脉为头部供应血液，这两条动脉被称为颈总动脉。

　　每条颈总动脉又分为两条动脉，分别为颈内动脉和颈外动脉。颈外动脉主要输送血液至面部、头皮和颈部。颈内动脉主要输送血液至脑部。颈内动脉穿过了颅底的一个开口到达大脑。

　　在颈总动脉分支处有一个较小但十分重要的结构，其有助于控制血压，被称为颈动脉体。高血压可能会损伤血管，故控制血压非常重要。如果血压过低，大脑和其他组织可能无法获得足够的营养和氧气。

　　右页图还显示了被称为面动脉的颈外动脉分支，这条蛇状动脉穿过下颌骨，如果你轻轻按压，可能会感受到面动脉在下颌骨的搏动。

　　面动脉的众多分支遍布面部以及口腔后部。

头部转向左侧观察到的颈部右侧。该图省略了部分肌肉，以便更好地观察向头部和颈部供血的主要动脉。

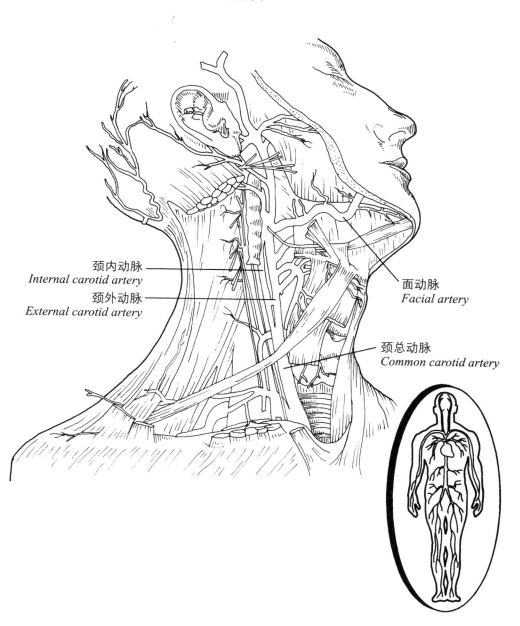

颈内动脉
Internal carotid artery

颈外动脉
External carotid artery

面动脉
Facial artery

颈总动脉
Common carotid artery

颈部静脉

将血液从身体各部分带回心脏的血管称为静脉。静脉血中的氧气少于动脉血，同时，静脉血内还含有来自各个组织的废物。浅静脉在皮肤下穿行，而深静脉通常与较深的动脉伴行。

头部和身体的动静脉像一条条街道和高速公路。如果将所有的血管首尾相连，你将看到一条长达数千公里的路径。

右页图所示为头颈部一侧的浅静脉。颈部最重要的浅静脉是颈外静脉。请屏住呼吸，鼓起胸部及腹部去照镜子，你将会看到颈外静脉，该静脉有许多分支，以便从头皮和面部收集血液。

另一条重要的颈部静脉被称为颈内静脉，这条深静脉与颈部动脉伴行，从大脑、面部和颈部的皮肤和表层肌肉收集血液。颈内静脉的其中一些分支与颈外静脉相连。

下图所示为头部和颈部的浅静脉以及表层的肌肉。

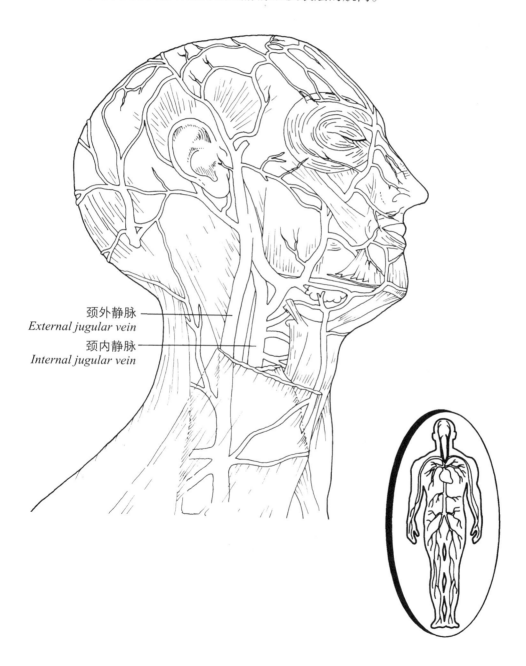

颈外静脉
External jugular vein

颈内静脉
Internal jugular vein

易于吞咽

大脑需要稳定的血液供应才能正常工作，颈内动脉和椎动脉可确保大脑获得所需的血液。此外，椎动脉还向颈部的脊髓供血。在颅骨内，动脉通过更小的动脉循环相互连接。

右页图所示为人的咽喉，你可以看到其中帮助人实现说话和吞咽的3个结构。其一是位于上方的舌骨，这块骨头位于喉的上方。喉包括声带，你可能已经猜到声音就是从喉部发出的。

其二是位于舌骨下方的一块喉部最大的软骨，被称为甲状软骨（也称为喉头或喉结），大多数人将其称为喉结。甲状软骨位于下巴之下颈部的中央，你可以摸到它。

其三是甲状软骨下方的气管，气管是由软骨环构成的，空气通过气管进出肺部。当你吞咽时，附着在舌骨和甲状软骨上的肌肉可以上下拉动你的气管。吞咽时，摸着甲状软骨，你就可以感受到该动作。这个动作能防止食物进入喉咙和气管，以避免呛咳。

大脑从颈内动脉和椎动脉获得大部分所需血液。下图还显示了甲状软骨。

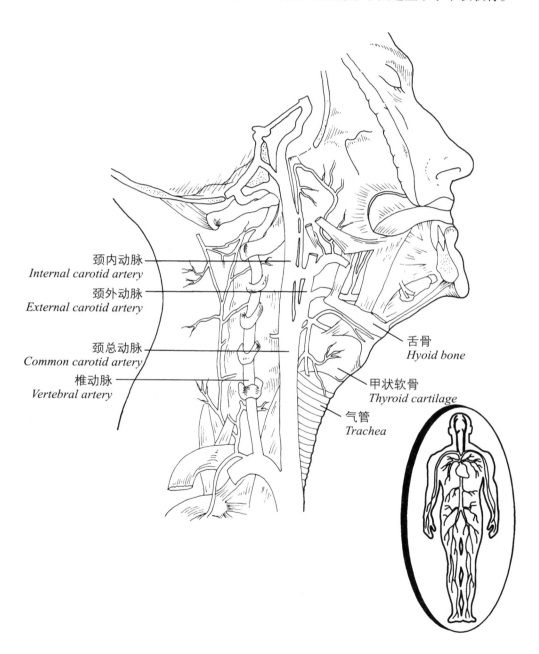

颈内动脉
Internal carotid artery

颈外动脉
External carotid artery

颈总动脉
Common carotid artery

椎动脉
Vertebral artery

舌骨
Hyoid bone

甲状软骨
Thyroid cartilage

气管
Trachea

一束神经

　　头部强有力的骨骼保护着人体的重要器官——大脑。大脑的重量只有3磅左右，但却需要执行许多复杂的任务。

　　大脑协调着你的运动，控制着你的呼吸，使你感到饥饿、痛苦、悲伤和幸福。大脑通过神经系统控制着你，使你可以感知到周围世界的所有信息并做出相应的动作。

　　感觉神经通过视觉、听觉、味觉、嗅觉和触觉5种感觉，向大脑传递信息。当感觉神经传递信息到达大脑时，大脑会产生信号并将其传递至身体相应的部分。

　　例如，如果你闻到晚餐的香味，大脑可能会产生让你感到饥饿的信号；如果你看了一部恐怖电影，大脑可能会产生让你的心跳加快的信号。将大脑信号传递至器官和肌肉的神经，被称为运动神经。

　　所有进出大脑的信号都会经过脊髓，大脑和脊髓被称为中枢神经系统。

神经细胞的组成部分
The Parts of a Nerve Cell

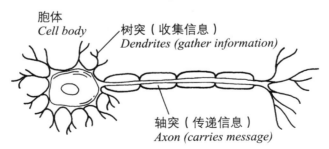

胞体
Cell body

树突（收集信息）
Dendrites (gather information)

轴突（传递信息）
Axon (carries message)

这个重量为 3 磅的神奇的大脑控制着你的所作所为。下图为大脑底部的视图。

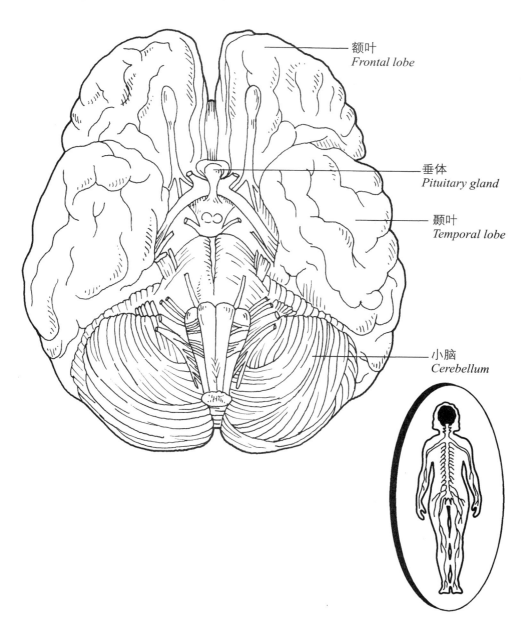

额叶
Frontal lobe

垂体
Pituitary gland

颞叶
Temporal lobe

小脑
Cerebellum

脑的三部分

人脑可以分为3个部分：大脑、脑干和小脑。大脑是人脑内最大的部分，主要由神经细胞组成。神经细胞在脑内传输电信号，这些电信号的传输速度为每秒500英尺（1英尺 ≈ 0.3 米）。当你在思考或行走时，神经细胞也正在传输电信号。

脑干连接大脑与脊柱，控制你的心跳、呼吸和其他生理功能。这些功能是非自主性的，因为它们是自发运行的，不需要你时刻想着去操作。

同时，脑干也控制着你体内的激素。激素是由腺体分泌的信使。激素能够控制你的身高，影响你的身体对食物营养的吸收，还决定你会不会长胡子或脱发。脑垂体是脑干的一部分，它控制着身体中分泌激素的其他腺体，有时它也被称为主腺体。

小脑位于脑干之后，其主要任务之一是协调肌肉的收缩运动，以保持人体平衡。

打哈欠

当你呼吸时，你的肺部会吸入氧气并排出二氧化碳。当你感到疲惫时，你的身体活动会变得缓慢，无法释放出所有的二氧化碳。在你意识到这一点前，脑部将向你传递打哈欠的信号，通过打哈欠这个动作，你将吸入富氧空气，并排出二氧化碳。

有时，看到别人打哈欠（或只是想到打哈欠）也会让你打哈欠。

通过下面的人脑右半部分的视图，你可以看到人脑的主要组成部分。

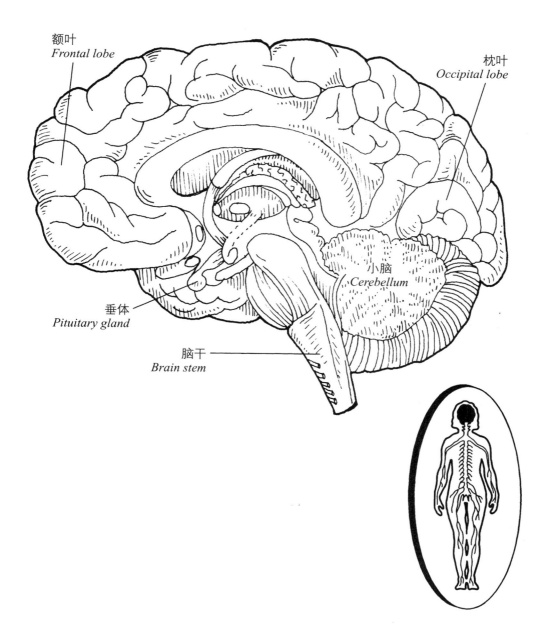

额叶
Frontal lobe

枕叶
Occipital lobe

小脑
Cerebellum

垂体
Pituitary gland

脑干
Brain stem

如何思考？

鱼、青蛙、鸡和人类的脑部都有相似的构造。动物的聪明程度取决于脑的大小和复杂程度。

右页图所示为人脑的4个主要的脑叶：额叶、顶叶、枕叶和颞叶。各脑叶均有自己的功能。

额叶位于脑前部，控制所有涉及语言表达的复杂运动。额叶中被称为布洛卡区的部分，协调上颚、嘴唇、舌头及其他组织，让你可以说话。

人体各部分均与额叶上的两组神经细胞（又称神经元）相连。第一组神经元从身体的一侧接收诸如热、冷和触碰等感觉信号。相邻的另一组神经元则将信号发回至身体该侧的肌肉。

顶叶的任务非常复杂，它帮助人脑理解身体各部分传递至大脑的感觉信号并对其做出反应。

颞叶帮助你理解语言。颞叶通过神经元连接至额叶中的布洛卡区。颞叶还能帮助你听见声音和保持平衡。

枕叶位于脑后部，因为它能够帮助你对外界事物进行视觉感知，所以通常被称为视皮质。

右页下图显示了两个大脑半球之间的条纹状区域。该区域连接两个大脑半球，被称为胼胝体。这种连接实现了大脑左侧和右侧的相互"交流"以及相互协调。

脑部最大的部分是大脑。上图所示为向大脑供血的主要动脉。下图所示为从顶部看到的大脑外表面。

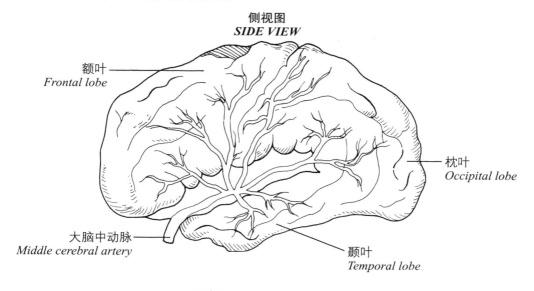

侧视图
SIDE VIEW

额叶
Frontal lobe

枕叶
Occipital lobe

大脑中动脉
Middle cerebral artery

颞叶
Temporal lobe

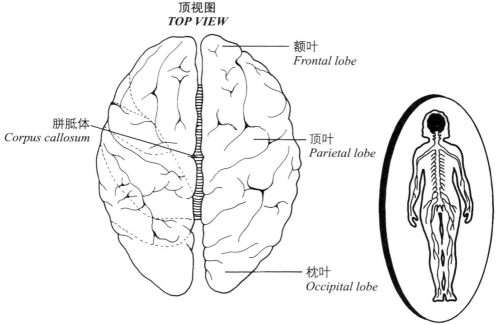

顶视图
TOP VIEW

额叶
Frontal lobe

胼胝体
Corpus callosum

顶叶
Parietal lobe

枕叶
Occipital lobe

不只是漂亮的脸蛋

感受落在鼻子上的雪花，看网球比赛或嗅玫瑰的花香，你都会用到人体的 12 对脑神经。

嗅觉来自第 I 对脑神经，视觉来自第 II 对脑神经，而第 III、IV 和 VI 对脑神经控制眼球的小肌肉。

右页图所示为第 V 对脑神经（三叉神经）及其分支。你可以看到，三叉神经的部分分支从面部皮肤穿过面部骨骼的孔洞，并返回三叉神经。

三叉神经是面部主要的感觉神经。你能感受到手指触摸脸颊或冷水溅到脸上，这是因为三叉神经将这些感觉传递到了脑部。三叉神经还支配舌头、牙齿、嘴巴和鼻子的感觉。

面部肌肉由第 VII 对脑神经控制，它被称为面神经。鼓索是面神经的一个分支，为人提供味觉，鼓索经过鼓膜。

右页图中，你可以看到鼓索与通往舌头的三叉神经分支伴行。

通过下面的头部侧面透视图，你可以看到三叉神经的分支，它支配舌头、牙齿、鼻子和嘴巴的大部分感觉。

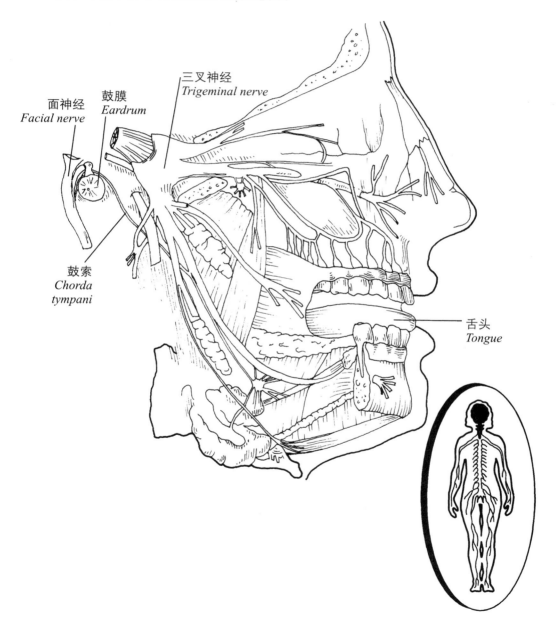

面神经
Facial nerve

鼓膜
Eardrum

三叉神经
Trigeminal nerve

鼓索
Chorda tympani

舌头
Tongue

你看到我眼中的世界了吗？

眼睛是心灵的窗户，通过这种神奇的器官，你可以看到五彩斑斓的世界，即使身处最黯淡的光线下，你依然能够通过眼睛看到色彩。

光进入位于眼睛前方的透明角膜，经过液态的房水后，射入瞳孔。瞳孔是眼睛的黑色部分，它是虹膜中央的一个孔，而虹膜是眼睛的有色部分。虹膜是一种圆形的不随意肌，在强光下，虹膜收缩，瞳孔会变小。当你照镜子或者有光线射入眼睛时，这种情况就会发生。

光经由晶状体聚焦。根据所看物体的远近，晶状体可随之改变形状。晶状体将光聚焦在视网膜上。视网膜含有光感受器，能将光转变为电信号。这些信号经由视神经（第II对脑神经）传递至大脑。

凝胶状的玻璃体有助于眼睛保持圆形。即使眼球形状只发生轻微的改变，晶状体也无法将光正确地聚焦在视网膜上。当发生这种情况时，人的视力会变得模糊，需要戴眼镜或隐形眼镜来矫正视力。

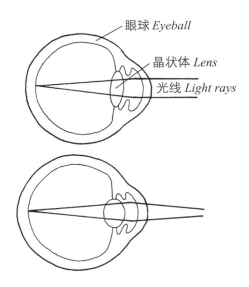

晶状体会改变形状，以便眼睛看清
近处或远处的物体。

3个视图显示了眼睛的主要部分。最下方为眼睛的内部视图。

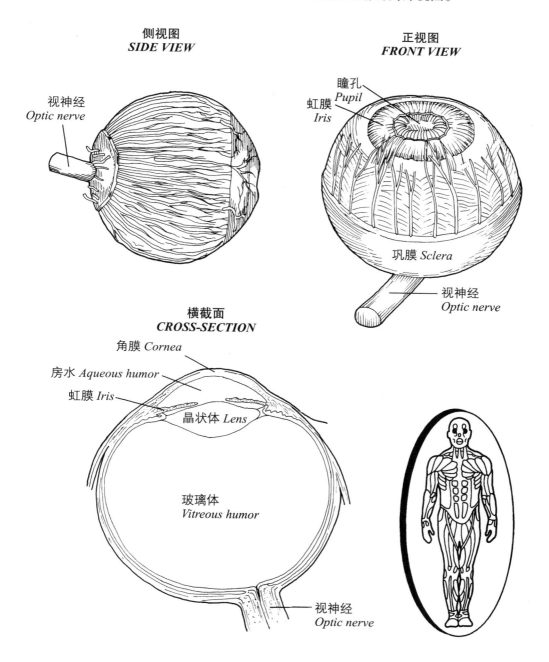

侧视图
SIDE VIEW

视神经
Optic nerve

正视图
FRONT VIEW

瞳孔
Pupil

虹膜
Iris

巩膜 *Sclera*

视神经
Optic nerve

横截面
CROSS-SECTION

角膜 *Cornea*

房水 *Aqueous humor*

虹膜 *Iris*

晶状体 *Lens*

玻璃体
Vitreous humor

视神经
Optic nerve

你不必大喊！

无论是针掉到地上的声音还是喷气式飞机的呼啸声，耳朵对各种声音都很敏感。

声音是由在空气中产生的压力波的振动引起的，耳朵将这些压力波转化为电信号，经前庭蜗神经（第Ⅷ对脑神经）传递至脑部。

耳朵最外面的结构被称为耳郭，它有助于收集声音并将其从耳道中传递至鼓膜。鼓膜将振动传递至人体最小的3块骨头。这3块骨头形态相似，分别被称为锤骨、砧骨和镫骨。它们又被统称为听小骨，位于中耳。

听小骨将振动能量提高了10倍以上。随后，听小骨将振动传递至形似蜗牛的耳蜗。耳蜗将振动转化为电信号并将其传递至大脑。

耳郭由柔软的软骨组成，颅骨中坚硬的颞骨为脆弱的鼓膜、听小骨和耳蜗提供保护。

右页下图所示为鼓膜，未标示听小骨，你可以看到面神经（第Ⅶ对脑神经）以及鼓索。该图所示的另一个结构是咽鼓管。咽鼓管将中耳与咽喉的最上部连接到一起，有助于保持鼓膜两侧的压力相等，并有助于保持平衡感。当你坐过山车、乘坐飞机或听到爆裂声时，你会感受到咽鼓管在起作用。

外耳又称耳郭，易于识别。位于耳内的骨骼是人体最小的骨骼，被称为听小骨。在中间的横截面视图中，你可以看到听小骨。最下方的图所示为鼓膜和咽鼓管。

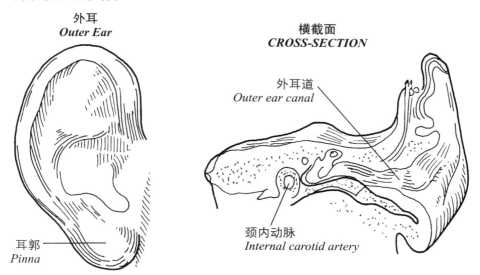

外耳
Outer Ear

耳郭
Pinna

横截面
CROSS-SECTION

外耳道
Outer ear canal

颈内动脉
Internal carotid artery

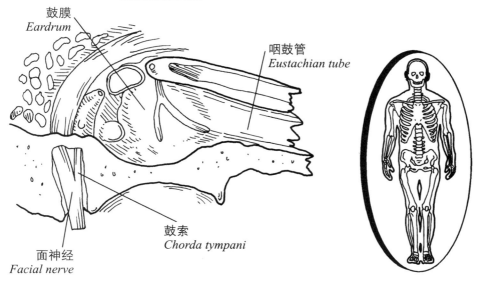

中耳
The Middle Ear

鼓膜
Eardrum

咽鼓管
Eustachian tube

鼓索
Chorda tympani

面神经
Facial nerve

那是什么味道？

你是否有过进入一间新粉刷的屋子、一家面包店或者一些香气浓郁的地方的经历？只需在这样的房间里待几分钟，你的鼻子就会适应这种气味，而你也不会再留意这些气味了。

你的鼻子总会嗅出新的气味，以告知你更多关于周围环境的信息。在适应了绵长的气味之后，鼻子会对空气中新产生的气味变得更加敏感。

嗅觉取决于你的鼻子和嗅神经（第Ⅰ对脑神经）。

嗅神经位于鼻腔上部，细胞在这里探测到气味，并将气味转化为电信号，神经将这些信号传递至脑部。

嗅觉与味觉密切相关。尝试在吃饭时捏住鼻子，你会注意到，食物将失去许多味道。嗅觉及味觉被称为化学感觉，通过它们可以探测到空气及食物中的某些化学物质。

鼻子是由软骨和更硬一些的骨骼组成的。鼻中隔是软骨，它可以从正常的中心位置移动至一侧，这可能导致呼吸困难和打鼾。鼻中隔之后有两块骨头，一块是筛骨，一块是犁骨。这两块骨头都很薄，如果受到重击，可能发生骨折。

鼻子的外部是由两块鼻骨和鼻孔周围的软骨组成。鼻子内部有血供丰富的微湿的黏膜，可以使你吸入的空气变得温暖而湿润。

鼻子是由软骨和更硬一些的骨骼组成的，左上图所示为鼻子的外部。右上图所示为分离鼻内两侧的脆弱骨骼。最下方的图所示为从下面看到的鼻孔。

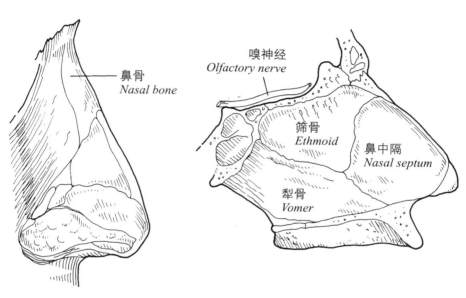

鼻骨
Nasal bone

嗅神经
Olfactory nerve

筛骨
Ethmoid

鼻中隔
Nasal septum

犁骨
Vomer

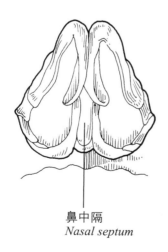

鼻中隔
Nasal septum

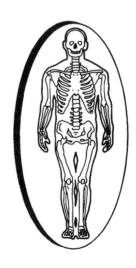

味道测试

　　每个人都知道用舌头来品尝食物的味道，但是你是否知道舌头的不同区域对不同味道的敏感度是不同的？

　　品尝甜味和咸味的味蕾主要在舌尖，舌头两侧的味蕾主要品尝酸味，而舌头后部的味蕾主要品尝苦味。

　　鼓索是传递味觉信号的神经，它是面神经（第Ⅶ对脑神经）的分支。但鼓索神经并非舌头中唯一的神经。舌头对触碰、冷、热这类感觉信号也较为敏感。这些感觉主要来自于三叉神经（第Ⅴ对脑神经）的传递。

　　左页图还显示了另外两种结构。悬雍垂是软腭的一部分，悬挂在口腔后部，并在呼吸时发生摆动。在一些语言系统中，人们会使用悬雍垂进行发音，但大多数人并不会用悬雍垂进行发音。

　　扁桃体是淋巴系统的一部分，它像过滤器一样捕获会使你生病的细菌或病菌。有时，扁桃体在保护你的过程中，可能会受到严重感染，如果发生这种情况，必须摘除扁桃体。

一个味觉试验

　　你可以与朋友一起完成这个试验：取三个碟子和一些棉签。一个碟子内放置糖水，一个放置盐水，而另一个放置稀释的柠檬汁。

　　请你的朋友蒙住他自己的眼睛和鼻子。将棉签浸入其中一种溶液，并使其接触他舌头上的一个区域，请他猜猜味道。

　　在你朋友舌头的不同区域，重复该试验的3种不同溶液。在尝试其他味道前，喝点儿水来清洁舌头。

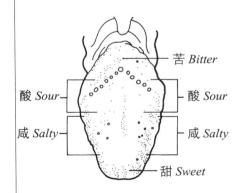

舌头的不同区域对不同味道的敏感度不同。

这张舌头的图片同时显示出位于喉咙后部的扁桃体。

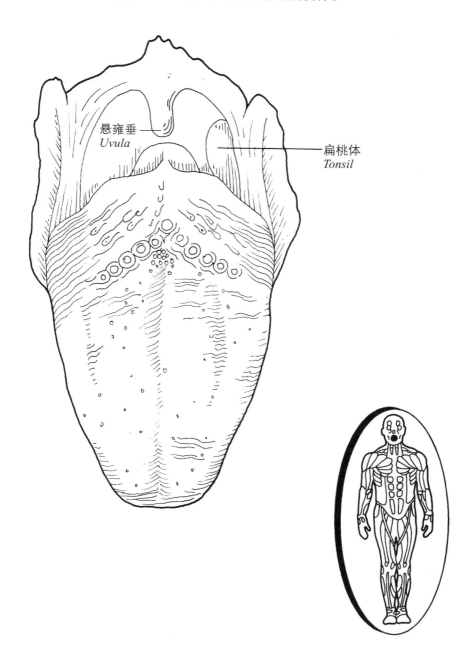

悬雍垂
Uvula

扁桃体
Tonsil

口腔之下

喉是人体的音箱，它由坚韧的软骨组织构成。上软骨被称为会厌，下软骨被称为环状软骨。

喉的后方是被称为咽的结构，食物和空气通过咽，分别进入通向胃部和肺部的管腔内。如果食物错入气管，你可能窒息。会厌能防止食物进入错误的管腔。

当你吞咽时，附着在喉部的肌肉将喉部拉向会厌。会厌像一个盖子一样，盖住通向气管的喉部开口。当你缓慢吞咽时，摸着咽喉或喉结，你会感受到上述动作。

构成喉结的软骨被称为甲状软骨，它像盾牌一样保护着脆弱的声带。杓状软骨通过许多小肌肉连接至甲状软骨、环状软骨和声带。这些肌肉可以移动声带，当声带移动时，你的声音会变得更高亢或更低沉。

随着儿童成长为青少年，这些软骨也随之生长变形，导致声音发生变化，这在男孩中尤其明显。

左图是从后面看到的喉部视图。喉是由独立的软骨组成。右图所示为嘴巴和咽喉的侧视图，显示了完成呼吸和吞咽的结构。

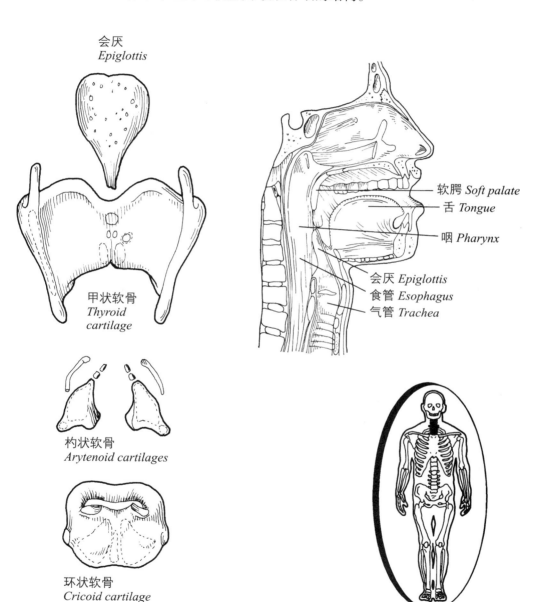

会厌
Epiglottis

甲状软骨
Thyroid cartilage

杓状软骨
Arytenoid cartilages

环状软骨
Cricoid cartilage

软腭 *Soft palate*
舌 *Tongue*
咽 *Pharynx*
会厌 *Epiglottis*
食管 *Esophagus*
气管 *Trachea*

你的盔甲

人体的重要器官受到了良好的保护。正如脑部被置于坚硬的骨质颅骨内，胸部的器官也得到了胸骨、肋骨和椎骨的保护。胸骨、肋骨和椎骨构成了胸廓。因为胸部必须通过起伏来实现呼吸，所以构成胸部的骨骼并不坚实。

胸骨保护胸部的中心区域，即心脏及肺脏的所在。在 12 对肋骨中，前 7 对肋骨通过关节直接附着在胸骨上，这 7 对肋骨被称为真肋。3 对肋骨通过另一对肋骨间接附着在胸骨上，被称为假肋。第 11 对和第 12 对肋骨未附着在胸骨上，被称为浮肋。所有肋骨均附着于背部。

许多肌肉附着在胸廓上。肋间肌位于各肋骨之间，肋间肌收缩以帮助你正常地呼吸。当胸部随每次呼吸起伏时，就可以看到肋间肌在工作。胸肌分布在胸部两侧。你可以感觉到胸骨两侧的胸大肌。胸小肌位于胸大肌之下，胸肌可以帮助你活动上臂和肩关节。

器官在前部得到胸骨和肋骨的保护，而在背部得到脊椎的保护。下图所示为胸部的脊骨，被称为胸椎。

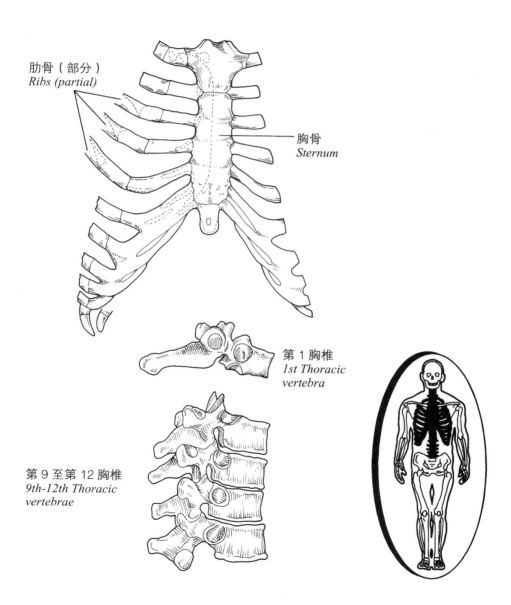

肋骨（部分）
Ribs (partial)

胸骨
Sternum

第 1 胸椎
1st Thoracic vertebra

第 9 至第 12 胸椎
9th-12th Thoracic vertebrae

肩负重担

　　当你投球、游泳或举手时，你通常不会做太多思考。然而，只有经过骨骼、关节和肌肉的复杂配合，你才能移动并旋转你的肩膀。

　　上臂的长骨被称为肱骨，它通过肌肉和韧带（坚韧的结缔组织束）附着在另外两块骨头上，即位于胸部顶端的锁骨以及胸部后方的肩胛骨。

　　右页上图所示为从正面看到的肩膀。锁骨连接在胸骨上，有助于保持肩膀的稳定性。在身体正面的任何一侧，在颈部略向前的位置即可摸到锁骨。如果锁骨骨折，你将无法将手臂抬至肩膀以上。锁骨骨折较为常见，但通常锁骨能快速地完全愈合。

　　该图还显示了胸小肌，胸小肌通常隐藏在胸大肌之下。

　　右页下图所示为肩胛骨。肩胛骨的两个突出部位，分别为喙突和肩峰。负责移动和固定关节的一些肌肉和韧带附着在这些骨质区域。

上图所示为肩部的骨骼。注意发生骨折的锁骨。下图为从后面看到的左侧肩胛骨。

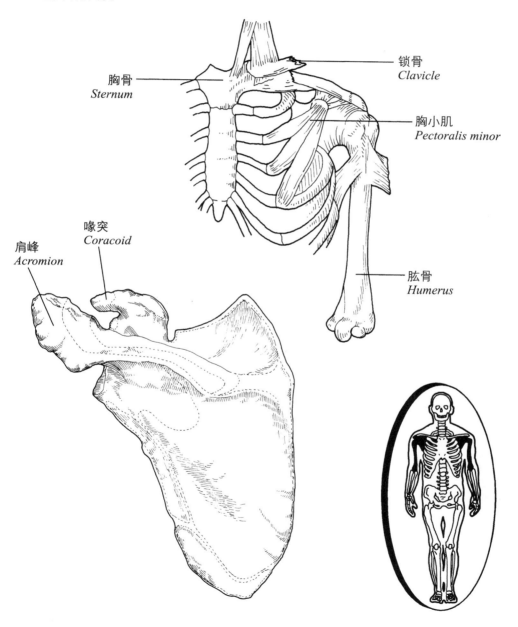

胸骨
Sternum

锁骨
Clavicle

胸小肌
Pectoralis minor

肱骨
Humerus

肩峰
Acromion

喙突
Coracoid

你的臀部！

当你走路时，髋骨（或臀部）支撑着你的体重。髋骨实际上是由3块生长到一起的骨骼组成的，分别为髂骨、坐骨和耻骨。

你可以感觉到髋骨顶端的髂骨。耻骨位于腹股沟上方，你坐在坐骨的骨端。这些骨骼为腹部和骨盆中的器官提供了一个强健且稳定的平台，同时臀部的肌肉也位于此处，附着在这些骨骼上。

右页上图所示为股骨，也被称为大腿骨，与髋骨形成关节。这种连接使股骨能够像收音机上的天线一样移动。

在髋骨的后部，你可以看到附着在髂骨上的骶骨。骶骨位于脊椎的基部，由5块融合到一起的椎骨组成。脊神经通过骶骨孔穿出脊柱。腰骶关节是脊柱和不可弯曲的骶骨的一部分。这个区域容易扭伤，造成下背部疼痛，甚至造成椎间盘受损或"突出"。

在上图中，你可以看到宽大的髋骨，其帮助支撑你的身体。下图所示为位于骨盆后部的骶骨。骶骨孔允许脊神经通过。

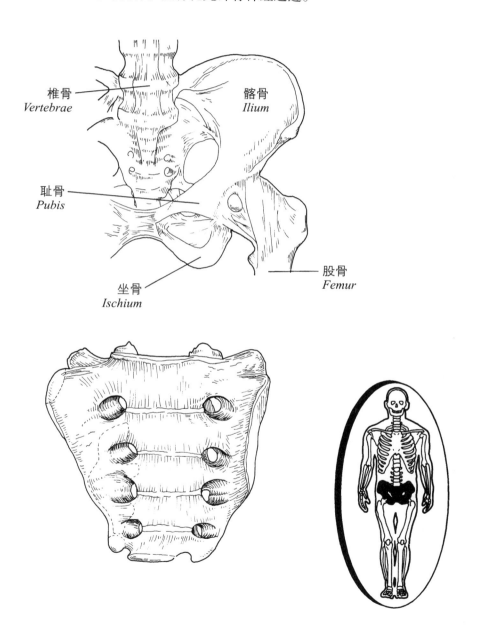

椎骨
Vertebrae

髂骨
Ilium

耻骨
Pubis

坐骨
Ischium

股骨
Femur

摇摆你的腿

男性和女性的骨质骨盆形状不同。男性骨盆较重且较厚，相比较而言，女性骨盆更宽更浅，盆腔较大。与男性的相比，女性骨盆的形状更易于其怀孕及分娩。

尾骨是骶骨下端4块小骨头的组合，这些小骨头被称为尾骨。尾骨是脊柱的末端部分。

髋臼是对着股骨一端的关节窝。由于股骨末端呈圆形，所以这个关节被称为球窝关节。球窝关节容许股骨大幅度地运动，让人能够跑步、跳舞或进行其他体育运动。

骶髂关节位于骶骨和髂骨之间。当你从高处跌落或跳下并用双脚着地时，骶髂关节将把身体的大部分重量转移至髋骨上，如此一来，可以防止脊柱受伤。

遗留物

你知道你有尾巴吗？你的尾骨就是尾巴的遗迹！

尾巴可能对生活在数百万年之前的人类祖先有一定用处，但今天的人类已不再需要尾巴。尾骨只是一个被遗留下来的无用部分。

曾经具有功能但目前已无用的器官被称为退化器官。你的尾巴是退化器官，但狗的尾巴并非退化器官。

很多时候，当人们不清楚一个器官的作用时，这个器官就被称为退化器官。阑尾和扁桃体曾经被认为是退化器官，但现在人们认为阑尾和扁桃体有助于人体抵抗疾病。

上图所示为男性骨盆，比女性骨盆更重且更厚。

下图所示为女性骨盆，女性骨盆更宽，易于分娩。

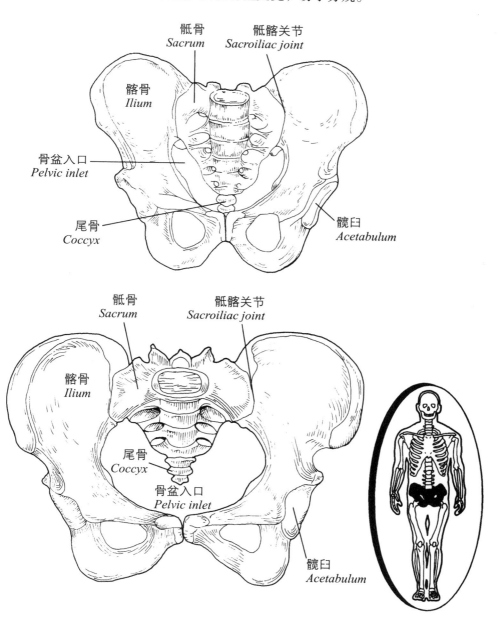

骶骨
Sacrum

骶髂关节
Sacroiliac joint

髂骨
Ilium

骨盆入口
Pelvic inlet

尾骨
Coccyx

髋臼
Acetabulum

骶骨
Sacrum

骶髂关节
Sacroiliac joint

髂骨
Ilium

尾骨
Coccyx

骨盆入口
Pelvic inlet

髋臼
Acetabulum

神奇的胸部

颈部与腰部之间的部分被称为胸部，腰部之下腿部之上的部分被称为腹部。右页图所示为位于胸部的器官以及位于腹部的部分器官。

在胸部正上方的颈部中，你可以看到喉部的甲状软骨、气管以及成对的颈内静脉。喉和气管允许空气进出位于胸腔的肺脏。

颈静脉将头颈部的血液输送至上腔静脉。上腔静脉较大，将来自身体上部及手臂的血液输送至右心房。

肋骨、胸骨和脊柱保护胸腔，而心脏和肺都位于由这些骨骼形成的胸腔内。

心脏共有4个腔室接收并泵出血液。右心室接收来自身体的血液并将其泵至肺脏，而左心室则接收来自肺脏的血液，将其泵至身体各处。

肺脏有两项主要任务：一是向血液提供氧气，使细胞能够产生能量，维持身体运转；二是排出血液中的二氧化碳。细胞在产生能量时生成二氧化碳。

胸部或者说胸腔的正视图显示了一些主要器官。

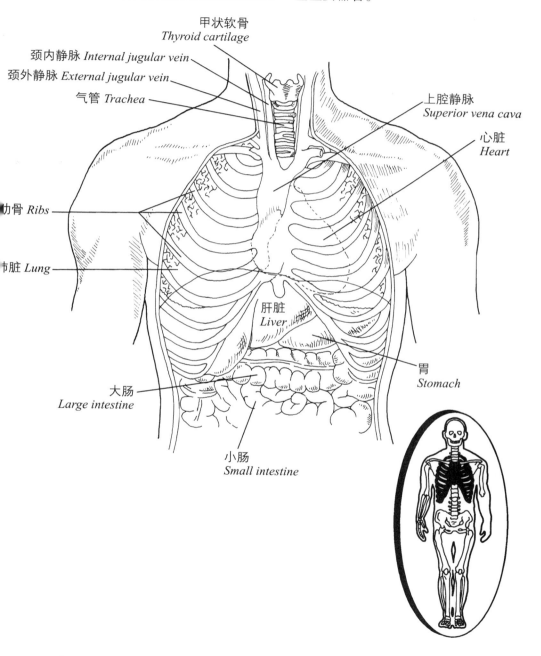

甲状软骨
Thyroid cartilage

颈内静脉 *Internal jugular vein*

颈外静脉 *External jugular vein*

气管 *Trachea*

上腔静脉
Superior vena cava

心脏
Heart

肋骨 *Ribs*

肺脏 *Lung*

肝脏
Liver

胃
Stomach

大肠
Large intestine

小肠
Small intestine

迂回前进

如果动脉发生堵塞，那么情况将变得十分危急。

当动脉堵塞时，离开心脏的血液将不能到达身体的其他部位。幸运的是，人体拥有血液循环备用系统，被称为侧支循环。

右页图所示为人体最大动脉——主动脉——的旁路动脉系统。该系统由3条动脉构成：胸廓内动脉、腹壁上动脉和腹壁下动脉。

胸廓内动脉通过锁骨下动脉连接至主动脉顶部，穿过肋骨下，行至胸骨外侧。胸廓内动脉的分支穿行在各肋骨之下，被称为肋间动脉。

当胸廓内动脉穿过腹部前方时，即被称为腹壁上动脉，其分支连接腹壁下动脉。腹壁下动脉是连接至主动脉底部的髂外动脉的分支。这就是人体血液循环的备用系统，如果一条或多条动脉发生堵塞，这个动脉环路将保持血液流动。

腹股沟韧带靠近腹壁下动脉分支所在区域，是腹部及腿部之间的分界标志。由于穿过腹部肌肉的腹股沟管的存在，使得腹股沟的某些部位较为薄弱。有时，当人们用力抬起一个沉重物体时，该区域将变得更加薄弱。

产生的结果可能是形成腹股沟疝。在腹股沟疝中，肠的一部分，通常是小肠，在腹壁上形成隆起。当发生这种严重情况时，需要手术治疗。

下图是从内部看到的胸部左侧，显示了肋骨和一些主要动脉。

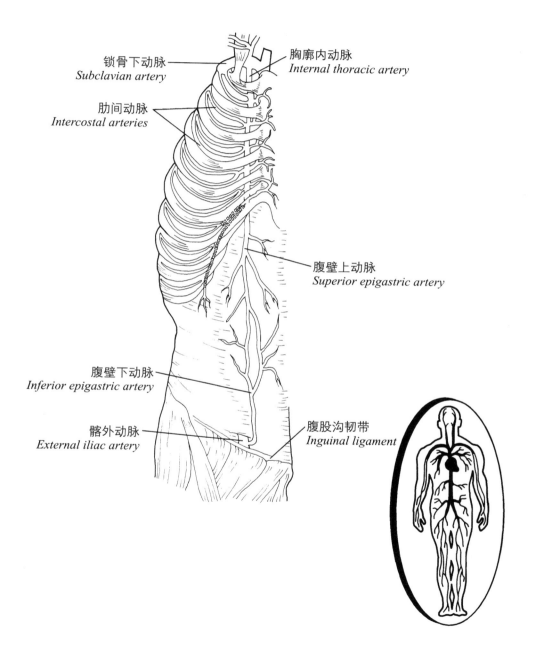

锁骨下动脉
Subclavian artery

胸廓内动脉
Internal thoracic artery

肋间动脉
Intercostal arteries

腹壁上动脉
Superior epigastric artery

腹壁下动脉
Inferior epigastric artery

髂外动脉
External iliac artery

腹股沟韧带
Inguinal ligament

深呼吸

右页上图所示为正常情况下的心脏和肺脏。

从该图可以看出，心脏和肺脏的工作联系十分紧密。两条大静脉将血液从身体输送至心脏。上方的静脉称为上腔静脉，下方的静脉称为下腔静脉。两条大静脉与位于心脏右上方的右心房相连。右心室将血液经肺动脉泵入肺脏。

在肺部，二氧化碳被置换为氧气。人体细胞利用氧气产生能量，并将二氧化碳作为废物排出。携带氧气的血红蛋白是血液呈现红色的原因。富含氧气的血液通过肺静脉返回左心房。（在右页图中，你是无法看到这些静脉的。）

左心室通过人体最大的动脉——主动脉——将血液泵出。主动脉约有1英寸（1英寸 ≈ 2.54厘米）宽，它弯曲后沿着脊柱左侧下降，进入腹部。腹部是腰部以下腿部以上的区域。

肺脏是呼吸器官。人每分钟呼吸约12次，一生呼吸的次数超过4.5亿次！充满氧气的空气进入你的鼻子或嘴巴，通过咽喉（喉头）进入气管。气管分叉形成两个主要分支，称为支气管。每条支气管又分为越来越小的气管。最小的气管被称为细支气管，它们通向微小的肺泡（气囊）。

在微小的肺泡中，气体在肺脏及血液之间发生相互转移。每一次呼吸，你都会吸入氧气，呼出二氧化碳。

心脏和肺脏密切合作，保证血液和氧气流经身体各部分。上图为这些重要器官的正视图，下图所示为空气进出肺脏的"管道"，即气管和支气管。

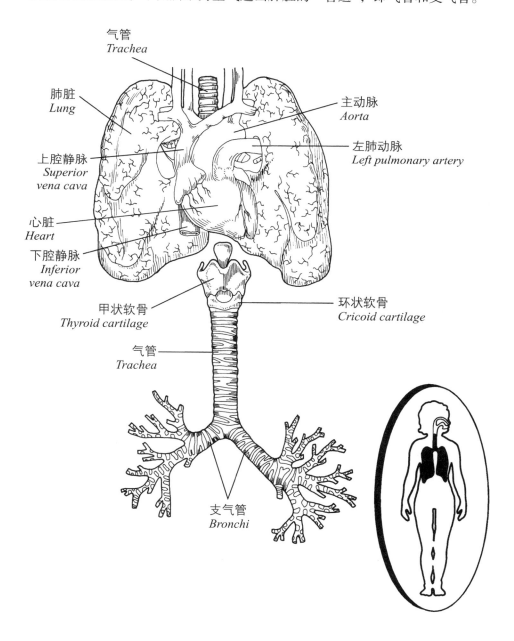

气管
Trachea

肺脏
Lung

上腔静脉
Superior vena cava

心脏
Heart

下腔静脉
Inferior vena cava

主动脉
Aorta

左肺动脉
Left pulmonary artery

甲状软骨
Thyroid cartilage

环状软骨
Cricoid cartilage

气管
Trachea

支气管
Bronchi

一颗心脏

人的心脏是一个不同寻常的肌肉组织器官，它昼夜不停地收缩，在人的一生中，心脏收缩的次数超过25亿次，一刻也不曾停歇。健康的心脏，在1分钟内可以泵出超过10加仑（1加仑 ≈ 3.79升）的血液，流经长达60000英里（1英里 ≈ 1.61千米）的血管！借助循环系统，血液往返心脏一圈的时间不超过半分钟。

心脏有4个腔室，上方的两个腔室被称为心房，下方两个比心房稍大的腔室被称为心室。

右心房通过上下腔静脉接收来自身体的血液，随后，右心房收缩，血液通过三尖瓣进入右心室，而右心室收缩，使血液通过肺动脉瓣进入肺动脉。肺动脉又分为左右两条动脉，将血液输送至肺脏。在肺脏中，血液获得氧气并去除废气。

血液经由肺静脉从肺部到达左心房。左心房收缩，血液通过二尖瓣进入左心室，而左心室收缩，血液通过主动脉瓣进入主动脉。主动脉将血液输送至身体的其他部位。

当你通过听诊器聆听你的心跳时，可以听到"咚咚"的两声。第一心音是心房将血液泵入心室的声音，而第二心音是心室泵血的声音。把听诊器放在胸部其他位置，医生还可以听到心脏瓣膜的声音。

心脏通过被称为冠状动脉的一组动脉获得血液。当人衰老后，这些动脉可能会变狭窄，这种情况在爱吃富含脂肪的食物并且不经常运动的人身上尤其明显。因为脂肪会沉积在冠状动脉壁上，最终可能导致冠状动脉完全堵塞。

这种堵塞也可能发生在人体的其他动脉中，当动脉堵塞时，氧气和其他营养物质将无法送达细胞，从而导致细胞死亡。当心脏出现这种情况时，被称为心肌梗死。

心脏是一个有4个腔室的泵站，可以接收并泵出血液。

上图是心脏右侧腔室的剖视图，下图是心脏左侧较小腔室的剖视图。

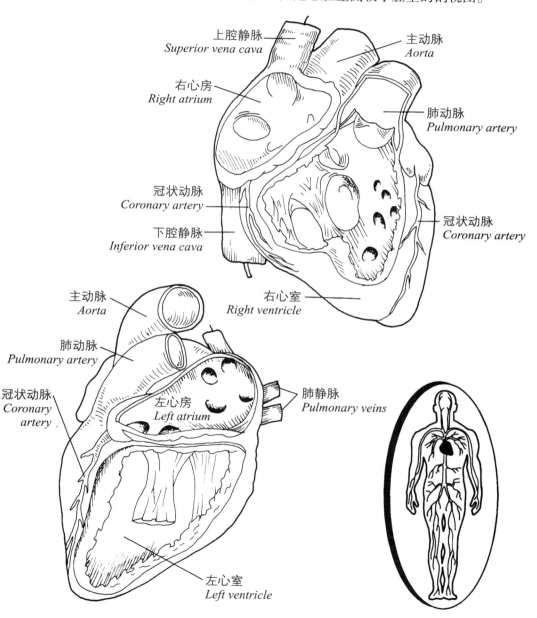

上腔静脉
Superior vena cava

主动脉
Aorta

右心房
Right atrium

肺动脉
Pulmonary artery

冠状动脉
Coronary artery

冠状动脉
Coronary artery

下腔静脉
Inferior vena cava

右心室
Right ventricle

主动脉
Aorta

肺动脉
Pulmonary artery

肺静脉
Pulmonary veins

冠状动脉
*Coronary
artery*

左心房
Left atrium

左心室
Left ventricle

看看你的胸腔

右页图显示了在移除脊柱的情况下，从后面看到的胸腔（胸部）视图。让我们一起来看看一些主要的血管、神经和器官是如何相互连接的。

在图片的上部，你可以看到咽部以及由此生出的食管。喉部（喉头）也与咽相连接，但在这张图片中你无法看到喉部。

气管从喉部进入胸腔，分支形成支气管，进入肺部。颈内静脉从肺的顶部穿行至颈部。肺静脉从肺中心穿行连接至左心房。

从这张图片中，你可以看出主动脉的重要作用。主动脉通过颈总动脉，将血液从心脏输送至头部和颈部，还通过锁骨下动脉将血液输送至肩膀和手臂。

在图片的右侧，你能看到迷走神经（第 X 对脑神经）。迷走神经是人体内最长的神经之一，其最重要的工作是控制咽部、喉部以及声带处的肌肉，使你能够说话。迷走神经还帮助减缓心跳，并支配腹部器官（如胃和肠）的运动。

肺底部的肌肉是膈肌，它将上面的胸腔与下面的腹腔分开。膈肌与肋间肌协同工作，通过收缩帮助你呼吸。

什么引起了打嗝？

嗝！我没办法停止……嗝……打嗝！

我的……嗝……胃和肠子在……嗝……膈膜之下，有时它们会刺激膈膜。嗝！这也许是因为我……嗝……吃得太快了。有时候，屏住呼吸……嗝……可能会有帮助。

啊！我感觉好多了。

通常，膈膜会帮助你呼吸，但有时当膈膜受到刺激时，会导致打嗝。屏住呼吸或者喝水可以阻止膈膜和胃部之间的摩擦，让你不再打嗝！

从后面看到的位于颈部和胸部的器官（为便于观察，图中移除了脊柱）。注意观察肺部占用了多少空间。

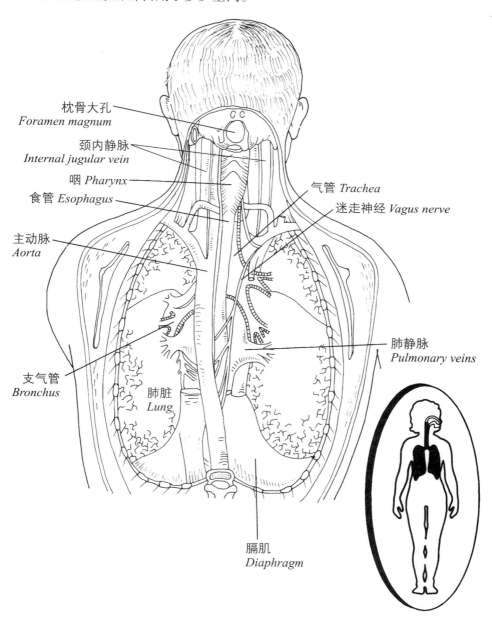

枕骨大孔
Foramen magnum

颈内静脉
Internal jugular vein

咽 *Pharynx*

食管 *Esophagus*

主动脉
Aorta

支气管
Bronchus

肺脏
Lung

气管 *Trachea*

迷走神经 *Vagus nerve*

肺静脉
Pulmonary veins

膈肌
Diaphragm

食物转化为能量

在右页图中我们看到的是腹部的主要器官。图中移除了腹壁肌肉以及覆盖于肠上的裙状脂肪。图中可以清楚地看到肝脏、胃、大肠、小肠和膀胱。

肝脏是一个较大的红棕色器官，分为几个部分，称为肝叶。最大的肝叶为右肋弓所覆盖。肝脏储存糖原，产生重要的蛋白质，并过滤血液中的有害化学物质。

胃在肝脏的下方，是较大的囊袋结构，人体在这里开始对食物中的蛋白质进行消化。食物被消化，转化为身体供能、生长和修复所需的化学物质。

从胃开始，食物通过小肠的几个部分继续消化，其营养物质被吸收至血液中。

大肠或结肠负责吸收食物消化后剩余的大部分水分，并把食物的残渣变成固体粪便。

膀胱储存由肾脏产生的液体废物。

髂总动脉是腹主动脉的末端分支，为膀胱、盆腔中的其他器官以及臀部和腿部供血。

腹部的主要器官可将食物转化为身体生长和修复所需的化学物质。图中还显示了肩膀、胸廓和骨盆的骨骼。

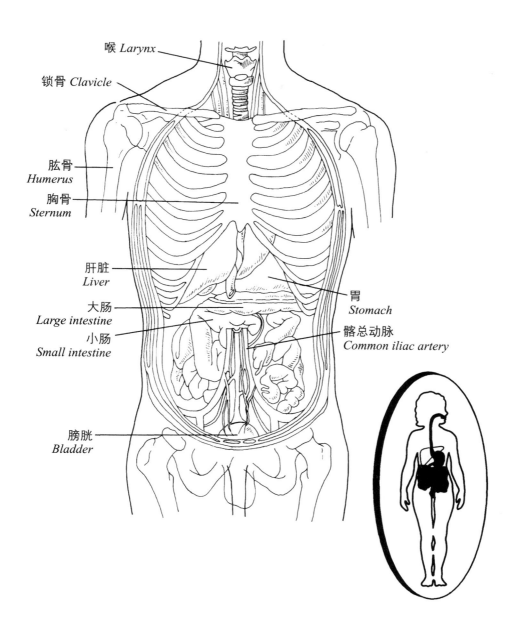

喉 *Larynx*

锁骨 *Clavicle*

肱骨
Humerus

胸骨
Sternum

肝脏
Liver

大肠
Large intestine

小肠
Small intestine

膀胱
Bladder

胃
Stomach

髂总动脉
Common iliac artery

胃所在的位置

消化是将食物分解成身体可以利用的营养物质的过程。

当你将食物咀嚼成小块或糊状时，消化就已从口腔开始了。

当你吞咽时，食物进入咽部，沿食管下降，进入胃部。随后，你的胃开始分泌强酸以及一种被称为胃蛋白酶的消化酶，来溶解食物。

有些时候，少量酸可能会从胃部进入食管，这将导致胸部的灼烧感，被称为胃灼热。

你可能想知道，为什么胃里的酸和胃蛋白酶不会将胃和晚餐一起溶解掉。这是因为，胃里面有厚厚的黏液层，能够使胃不被消化。对于一些人来说，这种保护力度是不够的，胃黏膜还是会被胃酸腐蚀。这种受损被称为溃疡，需要接受治疗。

离开胃后，部分消化的食物进入小肠的第一部分，其被称为十二指肠。在十二指肠中，胃酸失去其效力，而消化继续。胰腺分泌的许多化学物质进入与十二指肠相连的管中，该管被称为主胰管，主胰管与胆总管汇合接入十二指肠。

胆总管将胆汁从胆囊输送至十二指肠。胆汁是一种帮助消化脂肪的物质，由肝脏产生，并储存在胆囊中。

脾脏并非消化器官，它负责清除衰老陈旧的红细胞。脾脏位于上腹部的左侧胸廓下缘，与胃和胰腺的血供来源相同。

胃内含有分解食物的强酸。在上图中，上下颠倒了胃的位置，以便显示胃后面的器官以及主要的动脉。下图中，剖面图显示了胃的正常位置。

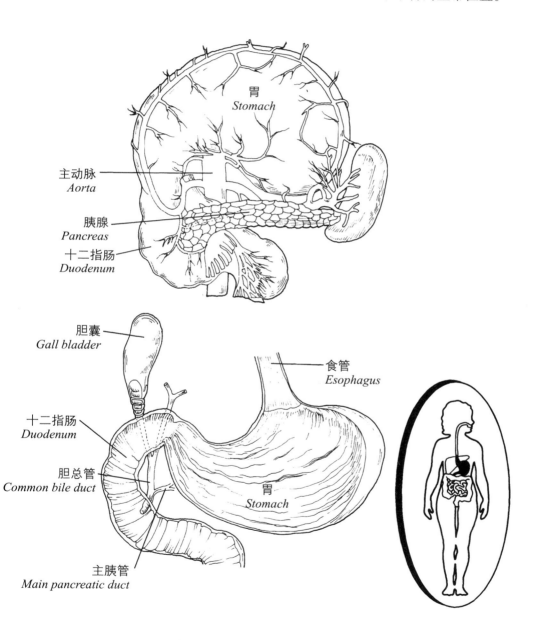

胃
Stomach

主动脉
Aorta

胰腺
Pancreas

十二指肠
Duodenum

胆囊
Gall bladder

食管
Esophagus

十二指肠
Duodenum

胆总管
Common bile duct

胃
Stomach

主胰管
Main pancreatic duct

肚子里的工厂

　　为了更好地显示门静脉系统，右页图中已移除了部分十二指肠和结肠。门静脉系统将来自消化器官的血液输送至肝脏。

　　门静脉系统由肠系膜上静脉、肠系膜下静脉、脾静脉和门静脉组成。

　　来自小肠及结肠的血液经肠系膜上静脉排出，结肠左侧的血液由肠系膜下静脉排出。脾静脉（肠系膜下静脉注入脾静脉）和肠系膜上静脉汇合成门静脉。

　　脾脏、十二指肠和胃的血液经脾静脉排出。

　　肝脏就像一座化学加工厂，需要执行许多任务。肝细胞可以将糖转化成被称为糖原的物质，并将其储存以备后用。当血液中的糖含量太低时，肝脏会分解糖原并释放糖分进入血液。

　　肝细胞还能从血液中吸收某些有毒物质，并将其转化以避免其对身体造成损害。但不幸的是，这一系统并不完善，在解毒的过程中肝脏本身也会中毒，这种情况通常发生在大量饮酒的人身上。酒精会对人体造成不可修复的伤害，并使人的生命处于危险之中。

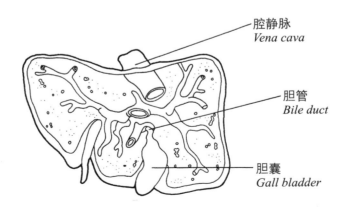

肝脏是人体最大的腺体。

肠道的血液经门静脉系统进入肝脏。在下图中，肝脏的前部被抬起，以显示肝脏下面的结构。

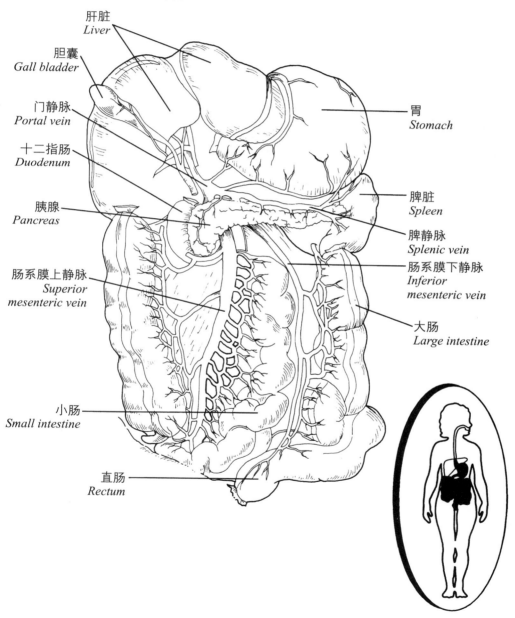

肝脏
Liver

胆囊
Gall bladder

门静脉
Portal vein

十二指肠
Duodenum

胰腺
Pancreas

肠系膜上静脉
Superior mesenteric vein

小肠
Small intestine

直肠
Rectum

胃
Stomach

脾脏
Spleen

脾静脉
Splenic vein

肠系膜下静脉
Inferior mesenteric vein

大肠
Large intestine

穿越

小肠是具有许多环形皱襞的管状器官，如果将小肠完全拉直，其长度将超过 20 英尺！我们吃的大部分食物在小肠内被消化吸收。

小肠内有数以百万计的微观手指状结构，被称为绒毛。绒毛搅拌并将消化的营养物质转移至血液中。最接近结肠——大肠的主要部分——的小肠末端具有被称为淋巴细胞的细胞群。这些细胞有助于抵抗进入消化系统可能导致疾病的细菌。

咽、食管、胃、小肠、结肠和直肠壁均内衬肌肉。肌肉通过波状收缩，沿消化系统推动食物，而这种波状收缩被称为肠蠕动。人体协调肠蠕动，确保食物朝着一个方向移动。

肠蠕动推动食物移动，食物在小肠末端遇到回盲瓣，其允许未消化的食物和水分进入结肠。结肠将吸收食物中的大部分水分。结肠中的细菌将分解大部分的食物残留物。直肠帮助人体排出剩余的废物——粪便。直肠是消化系统的最后一部分。

你的肚子在告诉你什么？

当你肚子饿时，你的胃会咕噜咕噜吗？但发出咕噜声的其实并非你的胃，而是你的大肠。

当胃准备好享用午餐时，早餐已到达大肠部位。你觉得饿了，是因为你的胃空了。当你听到咕噜声时，你可能认为这是你的胃在呼叫午餐，但事实上，这是大肠肠壁推动早餐移动的声音。

你吃的大部分食物都会在小肠中进行消化（图左边显示的小环）。随后，食物进入大肠，大肠围绕着腹部，最后食物残渣由直肠排出。

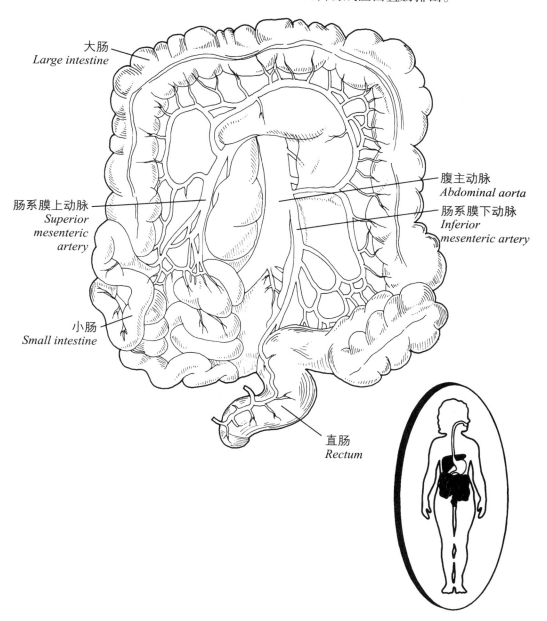

大肠
Large intestine

腹主动脉
Abdominal aorta

肠系膜上动脉
Superior
mesenteric
artery

肠系膜下动脉
Inferior
mesenteric artery

小肠
Small intestine

直肠
Rectum

众多内脏

从右页的图片中，你可以看到处于腹腔和盆腔的器官所在的具体位置。

肝脏位于膈肌下方，处在腹腔上部。胃具有一个围裙状的组织，被称为大网膜，大网膜垂坠于肠前方，连接至横结肠。如果肠或胃出现孔洞或溃疡，大网膜有助于其修复。

胰腺和十二指肠位于腹腔的后壁，其余小肠和结肠被肠系膜系于腹腔后壁上。血管、淋巴管和神经沿肠系膜行进至这些器官。

盆腔的器官位于骶骨和耻骨之间的腹腔内，这些器官包括排出来自于结肠的固体废物的直肠以及收集肾脏产生的液体废物的膀胱。

女性在直肠和膀胱之间还有其他器官，这些器官是女性生殖器官，包括子宫和一对卵巢。女性生殖器官保证了女性孕育胎儿的能力。

下图为女性腹腔与盆腔部位的侧视图，显示了主要消化器官、脊柱以及生殖器官。

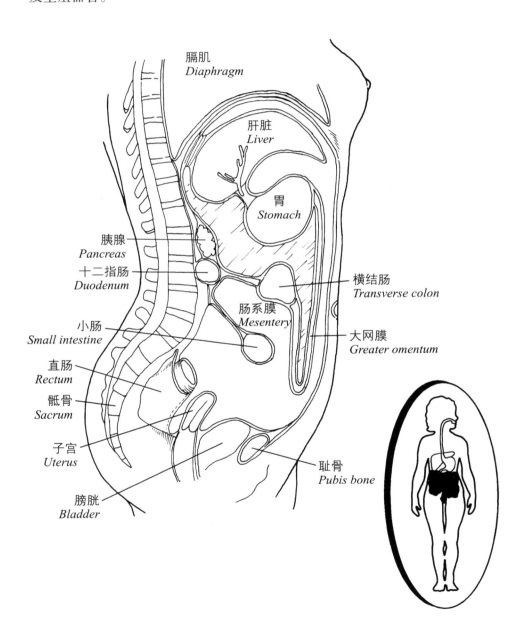

膈肌
Diaphragm

肝脏
Liver

胃
Stomach

胰腺
Pancreas

十二指肠
Duodenum

小肠
Small intestine

直肠
Rectum

骶骨
Sacrum

子宫
Uterus

膀胱
Bladder

横结肠
Transverse colon

肠系膜
Mesentery

大网膜
Greater omentum

耻骨
Pubis bone

自动 "驾驶"

你的心率、呼吸频率、血压，以及瞳孔适应光线改变的方式都受到身体无意识的功能的支配，这意味着你无法控制这些功能。上述功能以及与之类似的功能都处于自主神经系统的控制之下。

自主神经系统分为两部分，彼此拮抗。一部分为副交感神经系统，而另一部分则为交感神经系统。

副交感神经系统是由成对的迷走神经、脑部其他神经以及骨盆区域的一些脊神经组成。副交感神经系统使你的身体处于静息状态。

例如，副交感神经系统会减慢你的心率和呼吸频率，当然，在你吃饭时副交感神经系统也会加快消化系统的蠕动。

而在另一方面，交感神经系统的作用则恰恰相反。交感神经系统会增加你的心率，加快你的呼吸频率，当你兴奋或害怕时，使身体做好打架或逃跑的准备。

交感神经系统由交感神经链和神经节组成。神经节是中枢神经系统之外的神经细胞群。由神经细胞较长的突起构成的神经纤维互相交织，形成神经丛。

你可能听人谈论过"太阳神经丛"，它也被称为腹腔神经丛，位于胃后方，胸骨正下方。尝试轻轻按动它，你会发现它有多么敏感。

拳击手必须小心保护他们的腹腔神经丛，否则他们将喘不过气来。腹腔神经丛帮助调节胃、胆囊、肝脏、脾脏、胰腺和十二指肠。

图中可见交感神经系统的主要分支。这些神经控制着你的脉搏、呼吸、血压等生理指标以及许多其他你从未想到过的生理功能。

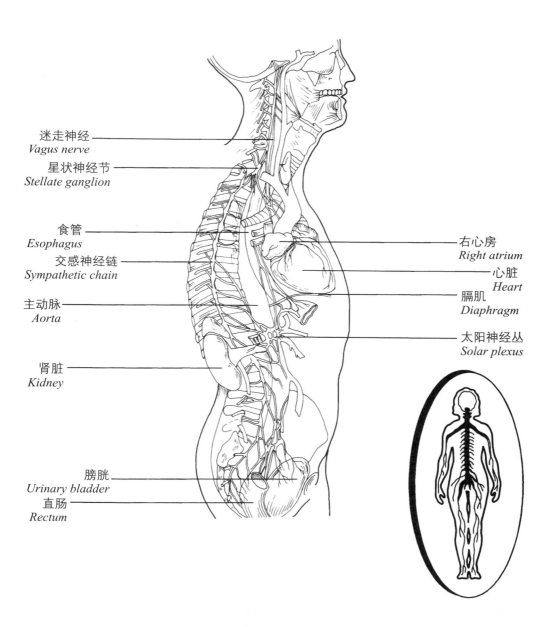

迷走神经
Vagus nerve

星状神经节
Stellate ganglion

食管
Esophagus

交感神经链
Sympathetic chain

主动脉
Aorta

肾脏
Kidney

膀胱
Urinary bladder

直肠
Rectum

右心房
Right atrium

心脏
Heart

膈肌
Diaphragm

太阳神经丛
Solar plexus

化学信使

肾脏紧贴腹后壁，靠近你的第 12 肋，位于脊柱两侧约 1 英寸的位置。肾脏可以选择性地过滤血液，去除血液中多余的水分、盐和其他废物，而这些被过滤掉的成分则构成尿液，排出身体。

肾脏产生的尿液通过输尿管进入膀胱。当膀胱充满尿液时，那么你是时候去卫生间了。肾上腺位于肾脏上方，是内分泌系统的一部分，分泌包括类固醇激素在内的多种激素。激素是开启或关闭身体功能的化学信使。

类固醇激素具有许多功能，比如控制身体水盐平衡，缓解肿胀，修复受损组织以及帮助你在受到刺激时做出反应。

除了肾上腺外，其他内分泌腺包括女性的卵巢和男性的睾丸，它们分泌性激素；颈部的甲状腺分泌控制人体如何使用能量的激素；还有胰腺，它分泌控制血糖水平的激素。

当你体内的腺体不能正常工作时，通常会导致严重的疾病。

例如当胰腺不能产生胰岛素时，血液中的糖含量可能会上升，我们将这种疾病称为糖尿病。

当你的肾脏不能平衡血液中的糖含量时，糖会出现在你的尿液中。当医生为你做尿检时，他将检查尿中的糖以及其他不应出现的物质。医生就是通过这种方式来了解你的腺体及肾脏是否在正常工作。

腺体控制着身体，使身体保持精细的运转，那什么控制着你的腺体？答案是另一个腺体！内分泌系统的主腺体是位于大脑基部的脑垂体。

肾脏会过滤血液中的废物，下图是肾脏的后视图，为便于观察，图中移除了脊柱。

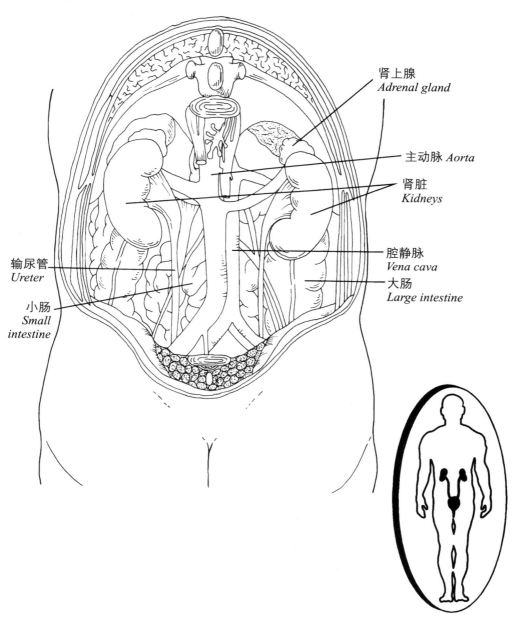

肾上腺
Adrenal gland

主动脉 *Aorta*

肾脏
Kidneys

腔静脉
Vena cava

大肠
Large intestine

输尿管
Ureter

小肠
Small intestine

挥动手臂

你的肩关节和肩胛骨可以在多个方向上移动。你可以将手臂伸向前面或侧面，也可以使手臂向前或向后旋转，你还可以耸肩，这些动作是由众多肌肉控制的。

三角肌覆盖在肩关节上，可以将你的手臂抬至前面、侧面和后面，但只能到肩膀的高度。为了将手臂抬高至肩膀以上并进行旋转，必须依靠肌腱性肩袖的肌肉、斜方肌和肩胛提肌发挥作用。

肩袖是由4块肌肉的肌腱构成的。这4块肌肉分别是位于肩胛骨的骨性隆起肩胛冈上方的冈上肌、位于肩胛冈下方的冈下肌、位于冈下肌下方的小圆肌和位于肩胛骨下方的肩胛下肌（图中未显示）。

所有的肩袖肌肉均附着在上臂骨（肱骨）以及肩胛骨之上。肩袖使肱骨位于肩关节之内。如果在投掷棒球时用力过大，许多投手的肩袖会受伤。

当你耸肩时，你可以感受到斜方肌和肩胛提肌的收缩；当肩膀回位时，你可以感受到大小菱形肌的收缩。

背阔肌较宽，呈扇形，位于下背部，附着在肱骨之上。当你劈柴、爬山、划独木舟或进行类似的运动时，你会用到背阔肌。

胸锁乳突肌和夹肌有助于头部的移动，而腹外斜肌可以帮助你将身体弯向一侧。

背部和肩膀有多层肌肉，它们能够帮助你做出多种动作。下图左侧是浅层肌肉，而右侧显示的是浅层肌肉之下更深层的肌肉。

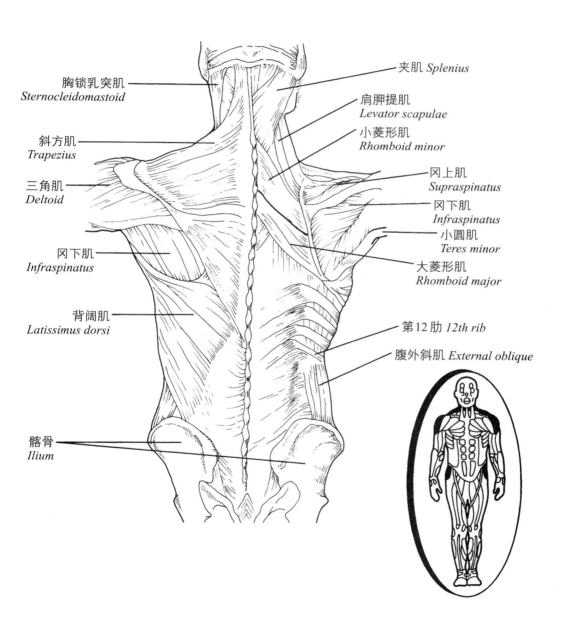

夹肌 Splenius

胸锁乳突肌
Sternocleidomastoid

肩胛提肌
Levator scapulae

小菱形肌
Rhomboid minor

斜方肌
Trapezius

冈上肌
Supraspinatus

三角肌
Deltoid

冈下肌
Infraspinatus

小圆肌
Teres minor

冈下肌
Infraspinatus

大菱形肌
Rhomboid major

背阔肌
Latissimus dorsi

第12肋 12th rib

腹外斜肌 External oblique

髂骨
Ilium

骨头深处

肱骨是你手臂最大的骨头，它是肩关节和肘关节的一部分。股骨是你腿部最大的骨头，是髋关节和膝关节的一部分。股骨也是你身体中最大的骨头。

因为肱骨和股骨的作用类似，所以它们的形状也类似。肱骨和股骨的圆头使其能够在关节中自由移动，所以你可以挥舞你的手臂，也可以到处行走。

肌肉附着在这些骨头的外面，用虚线表示。在骨头内部，有一种被称为骨髓的组织。

骨头包含黄骨髓和红骨髓。黄骨髓是脂肪组织，而红骨髓则含有能够形成红细胞和白细胞的细胞。股骨和肱骨含有红骨髓。

医生对患有白血病的患者进行骨髓移植手术。白血病患者体内产生的白细胞过多。

医生首先破坏白血病患者的骨髓细胞，杀死病变细胞。随后，医生将使用注射器从健康供体的髋骨中抽取一些红骨髓细胞。接下来，医生将健康细胞注入白血病患者体内。

捐赠细胞进入患者的骨髓，并开始产生健康细胞。

人体最大的骨头是你的大腿骨，即股骨，如下图左侧所示。

右侧的骨头是上臂骨，即肱骨。注意股骨和肱骨相似的外形。

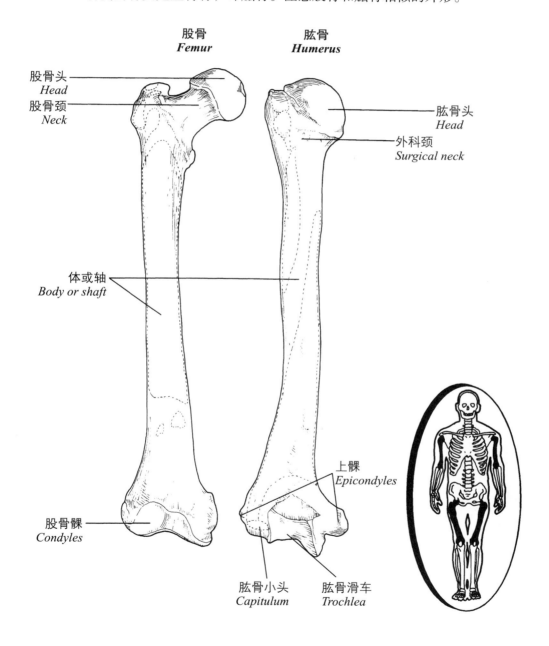

股骨
Femur

肱骨
Humerus

股骨头
Head

股骨颈
Neck

肱骨头
Head

外科颈
Surgical neck

体或轴
Body or shaft

上髁
Epicondyles

股骨髁
Condyles

肱骨小头
Capitulum

肱骨滑车
Trochlea

前臂的两块骨头

你的前臂是由桡骨和尺骨两块骨头组成的。桡骨位于前臂的拇指侧，而尺骨位于小指一侧。

肘关节的顶点是由尺骨鹰嘴构成的，这也是尺骨附着在肱骨的地方。

在另一端，尺骨的圆形头部有一个骨质突起，称为茎突。你可以在前臂的小指侧的手腕背面摸到茎突。

桡骨的圆盘形头部并非牢固地附着在肱骨上，这种松散的连接使你能够完成掌心朝上和掌心朝下的动作。

桡骨的另一端较宽，能够更充分地连接至腕骨。你可以在手腕拇指一侧摸到桡骨的茎突，其位于拇指的肉质部分上方。

桡动脉位于桡骨茎突内侧，如果用手指触摸这个区域，你就能感受到动脉脉搏。

下图为左前臂正视图。从正面看，前臂有两块骨头。拇指一侧的骨头被称为桡骨，而另一块为尺骨。下图中脊状线所示为移动骨头的肌肉附着情况。

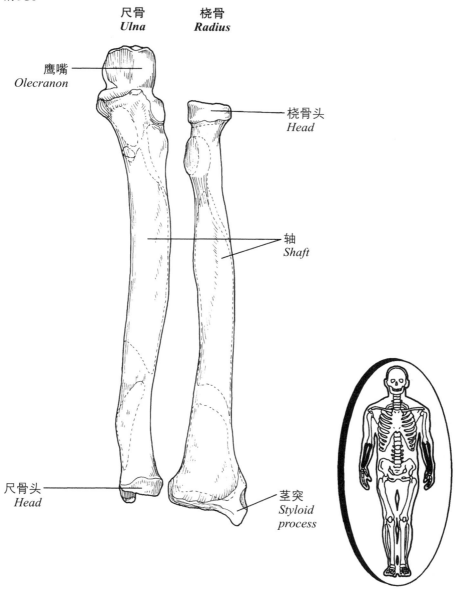

尺骨
Ulna

桡骨
Radius

鹰嘴
Olecranon

桡骨头
Head

轴
Shaft

尺骨头
Head

茎突
Styloid process

掌骨

你的手是非常灵活的，可以有力地握住斧头，也可以灵巧地弹奏钢琴。手腕到手指尖端有27块骨头，所有这些骨头帮助你以各种灵巧的方式移动你的手。

手腕上的8块骨头被称为腕骨。最大的腕骨是头状骨，但从图片中你可以看到，头状骨也不是很大。其他腕骨包括大多角骨、小多角骨、钩骨、豌豆骨、三角骨、月骨和手舟骨。这些骨头平滑地连接在一起，使手部动作优雅灵活。

腕骨前方有5块掌骨，肌肉附着在这些骨头上，使你能够将手指分开，或将它们并拢。

手指的骨头被称为指骨，除拇指外，每根手指有3块指骨，拇指有2块指骨。

拇指的肉质部分有4块肌肉，小指的肉质部分有3块肌肉。这些肌肉帮助你拿起小物体。例如，你抓住彩笔、铅笔或蜡笔，或将拇指向远离食指的方向移动。

尝试不使用拇指，即使是很短的时间，看看会发生什么！

每只手都有27块骨头，手腕的8块骨头被称为腕骨。手掌中的骨头是掌骨，手指的骨头是指骨。

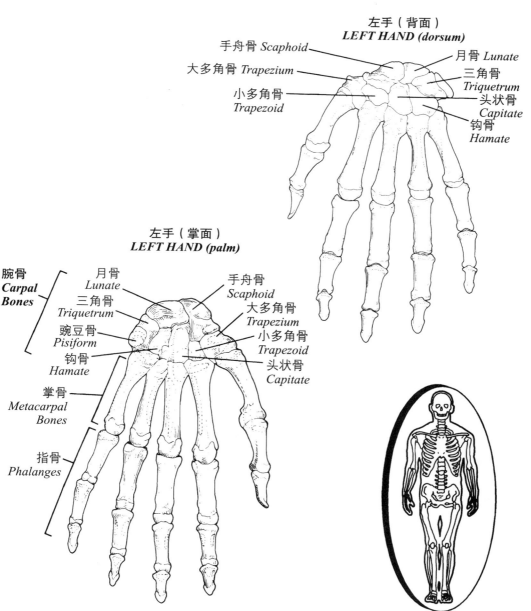

左手（背面）
LEFT HAND (dorsum)

手舟骨 *Scaphoid*
大多角骨 *Trapezium*
小多角骨
Trapezoid

月骨 *Lunate*
三角骨
Triquetrum
头状骨
Capitate
钩骨
Hamate

左手（掌面）
LEFT HAND (palm)

腕骨
Carpal Bones

月骨
Lunate
三角骨
Triquetrum
豌豆骨
Pisiform
钩骨
Hamate

手舟骨
Scaphoid
大多角骨
Trapezium
小多角骨
Trapezoid
头状骨
Capitate

掌骨
Metacarpal Bones

指骨
Phalanges

91

使用你的肌肉

如果你要移动手臂或弯曲肘部，你需要调动许多肌肉。

三角肌可让你将手臂伸向前面、侧面和后面。胸大肌是胸部上方较大的扇形肌肉，它可将手臂拉向身体的方向。喙肱肌可使你的手臂向肩部屈，并保持关节处于正常位置。

肱二头肌是手臂前部的两块肌肉。弯曲肘部时，肱二头肌会凸起。

呈三部分的肱三头肌是手臂后部的主要肌肉。当你想拿到架子顶部的东西时，你需要用到肱三头肌来伸展手臂，并借助三角肌将手臂抬至肩膀以上。试着在移动手臂时感受这些肌肉。

上臂的另一个主要肌肉是肱肌，其位于肱二头肌之下，并协助肱二头肌弯曲肘部。

来自三角肌和胸肌的感觉通过腋窝处的神经进行传递。肱动脉为上臂前部供血，而肱深动脉为上臂后部供血。

下图所示为上臂的主要肌肉以及向整个手臂供血的主要动脉。

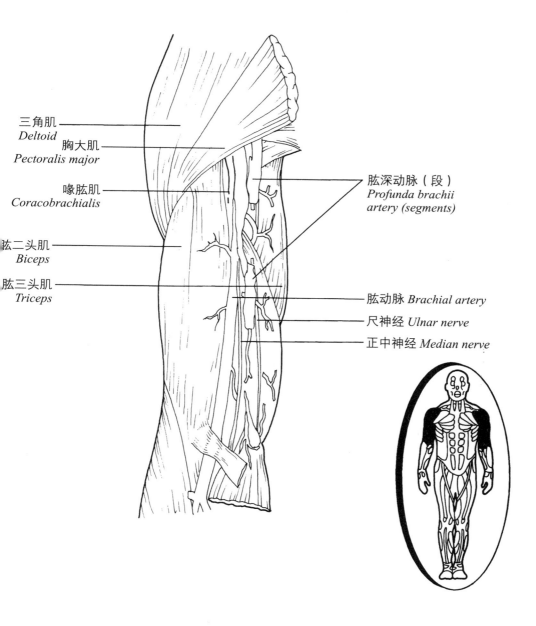

三角肌
Deltoid

胸大肌
Pectoralis major

喙肱肌
Coracobrachialis

肱二头肌
Biceps

肱三头肌
Triceps

肱深动脉（段）
*Profunda brachii
artery (segments)*

肱动脉 *Brachial artery*

尺神经 *Ulnar nerve*

正中神经 *Median nerve*

关于鹰嘴的真相

你的腋下区域被称为腋窝，从右页的图片中你可以看到，在这个区域有很多组织。腋动脉向构成腋窝边界的上臂和胸部肌肉供血。

腋窝的前面是胸大肌和胸小肌，在这些肌肉之后是前锯肌，它将肩胛骨固定在胸壁上。

当腋动脉行至腋窝外，即称为肱动脉。三条神经与腋动脉伴行，包括肌皮神经、正中神经和尺神经。

肌皮神经支配肱二头肌、喙肱肌和肱肌的感觉。

正中神经支配前臂和手部肌肉的感觉。

尺神经支配部分前臂肌肉和手部多数小肌肉的感觉。当你撞击到鹰嘴（俗称麻骨）时，实际上是刺激了尺神经。当发生这种情况时，你的感觉不会那么有趣。

桡神经位于腋动脉之后，它为肱三头肌和前臂后部的肌肉提供运动控制。

如坐针毡

如果你长久保持一个姿势坐着或躺着，这可能会造成你的腿部或手臂麻木，产生麻木感觉的原因是流至腿部或手臂神经的血液流动速度减慢。

如果负责移动腿部或手臂的神经没有获得充足的氧气，那么神经将不能正常工作。当你伸直肢体时，血液回流，神经将重新工作。这时，你会有针扎一般的感觉。

腋动脉向上臂以及胸部供血。下图显示了许多重要的神经和肌肉。

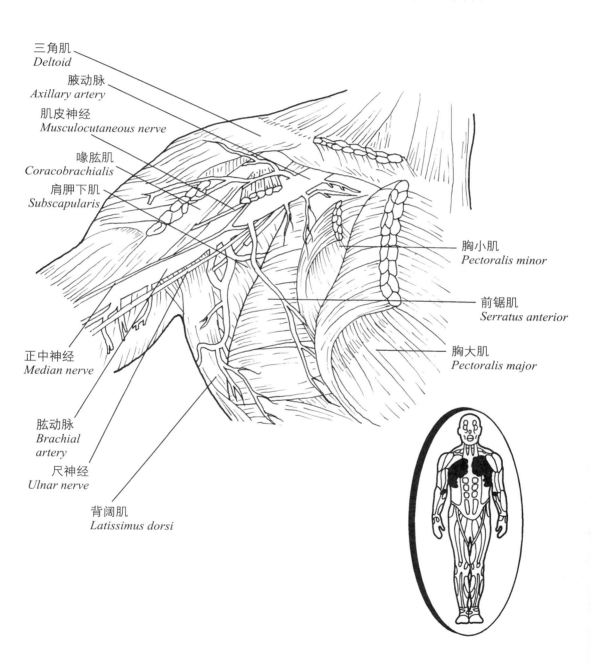

三角肌
Deltoid

腋动脉
Axillary artery

肌皮神经
Musculocutaneous nerve

喙肱肌
Coracobrachialis

肩胛下肌
Subscapularis

胸小肌
Pectoralis minor

前锯肌
Serratus anterior

胸大肌
Pectoralis major

正中神经
Median nerve

肱动脉
Brachial artery

尺神经
Ulnar nerve

背阔肌
Latissimus dorsi

小淋巴管和大静脉

在皮肤表面之下的肌肉和器官中，分布着由淋巴管组成的网络。在右页的图片中，你可以看到胸部的一些淋巴管。

腋窝中的淋巴结对于女性而言尤为重要。乳房组织位于胸部皮肤的正下方。如果一名女性患有乳腺癌，部分癌细胞可能会从乳房脱落，并被腋窝淋巴结滤出。在这种情况下，第二个癌性肿块可能会从腋下开始生长。

手臂的浅静脉特别明显，头静脉从手臂前方延伸到三角肌和胸大肌之间的凹槽。在肘部，头静脉通过肘正中静脉与贵要静脉相连接。

如果你观察肘部的内侧，你可能会清楚地看到肘正中静脉。献血时，人们通常会从肘正中静脉抽血，这是因为肘正中静脉是一条非常接近体表的大静脉，且附近的痛觉神经纤维较少。

下图所示为胸部和手臂的淋巴系统。淋巴系统从组织引流液体，防止感染。

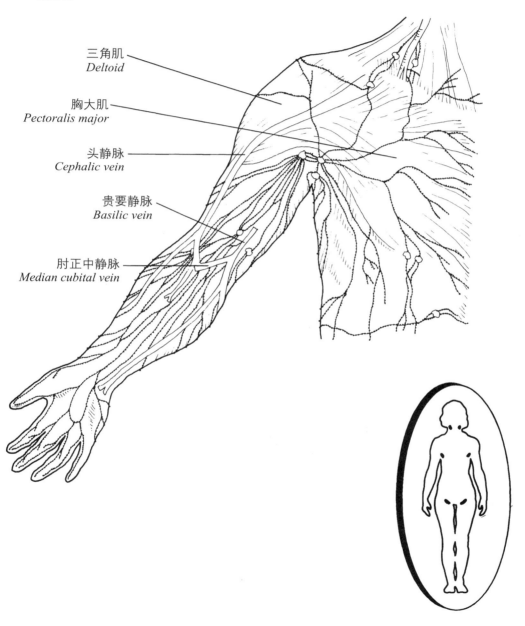

三角肌
Deltoid

胸大肌
Pectoralis major

头静脉
Cephalic vein

贵要静脉
Basilic vein

肘正中静脉
Median cubital vein

前臂的肌肉

右页图片所示为前臂的各种肌肉，这看起来可能有些复杂，但是你一旦学会了如何对肌肉进行命名，这幅图看起来就简单多了。

弯曲关节的肌肉称为屈肌，而伸直关节的肌肉则称为伸肌。

解剖学中多用肌肉的位置、形状或作用于身体的哪一部分对肌肉进行命名。

例如，指深屈肌是指手指的深（深部）屈肌，而桡侧腕长伸肌是指在手腕桡骨侧的长伸肌。

旋前方肌（菱形旋前肌）使手背朝向上面（掌心向下），这个动作被称为旋前。旋后肌使手掌朝向上面（掌心向上），这个动作被称为旋后。

右页左图所示为更深的屈肌，前臂和手部的屈肌都在前臂正面，桡侧腕屈肌使手腕屈向桡骨侧。你可以在图中看到这些肌肉长长的肌腱，当你握紧拳头并弯曲手部时，你可以在手腕上看到这些肌肉。

右页右图所示为伸肌，这些肌肉位于前臂背面，其中例外的是肱桡肌，其与肱二头肌和肱肌相配合，可以弯曲你的肘部。

桡侧腕短伸肌是手腕的短伸肌，尺侧腕伸肌是尺骨侧的腕伸肌。

小指伸肌是小指的伸肌，拇短伸肌是拇指的短伸肌。你能弄清楚拇长伸肌是什么意思吗？

拇长展肌使拇指外展或将其移动至远离其他手指的方向。拇内收肌是手掌肉质部分4块肌肉之一，位于大拇指基部，拇内收肌使拇指朝着其他手指移动。

下图所示为左前臂及手部的肌肉和肌腱。左侧是前臂前视图，所示为深层的肌肉。右侧是前臂的后视图，所示为浅层的肌肉。

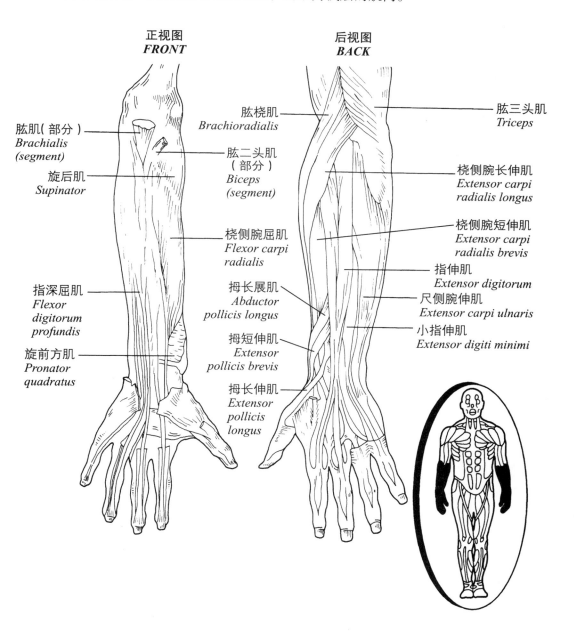

正视图
FRONT

后视图
BACK

肱肌（部分）
Brachialis
(segment)

旋后肌
Supinator

指深屈肌
Flexor
digitorum
profundis

旋前方肌
Pronator
quadratus

肱桡肌
Brachioradialis

肱二头肌
（部分）
Biceps
(segment)

桡侧腕屈肌
Flexor carpi
radialis

拇长展肌
Abductor
pollicis longus

拇短伸肌
Extensor
pollicis brevis

拇长伸肌
Extensor
pollicis
longus

肱三头肌
Triceps

桡侧腕长伸肌
Extensor carpi
radialis longus

桡侧腕短伸肌
Extensor carpi
radialis brevis

指伸肌
Extensor digitorum

尺侧腕伸肌
Extensor carpi ulnaris

小指伸肌
Extensor digiti minimi

99

强有力的拇指和灵活的手腕

当你伸出手指挥手再见时，你正在使用的肌肉是手部的蚓状肌。

手掌有很多肌肉，它们能够控制手部的精细动作。仅拇指部位就有6块小肌肉，所以拇指可以弯曲和摆动。

拇指部位的肌肉包括拇对掌肌、拇短展肌、拇长展肌、拇短屈肌、拇长屈肌以及拇收肌。

拇对掌肌可以让你将拇指折叠在其他手指的前面，拇短展肌和拇长展肌共同作用使你的拇指向远离其他手指的方向移动。拇短屈肌和拇长屈肌共同作用使你的拇指弯曲。拇收肌将你的拇指拉向其他手指。

小指有3块相似的肌肉，但没有将其移动到手掌上的肌肉。在右页图片中你只能看到其中2块肌肉，小指短屈肌和小指外展肌。小指对掌肌位于屈肌之下。

手腕处有一条横穿手腕的扁平韧带，称为屈肌支持带。前臂正面的肌肉韧带穿行在屈肌支持带之下，下面的区域被称为腕管。

下图为左手掌面视图。手掌有很多小肌肉，这些肌肉使手指能够完成精细运动，例如演奏乐器、打响指或挠别人痒痒。

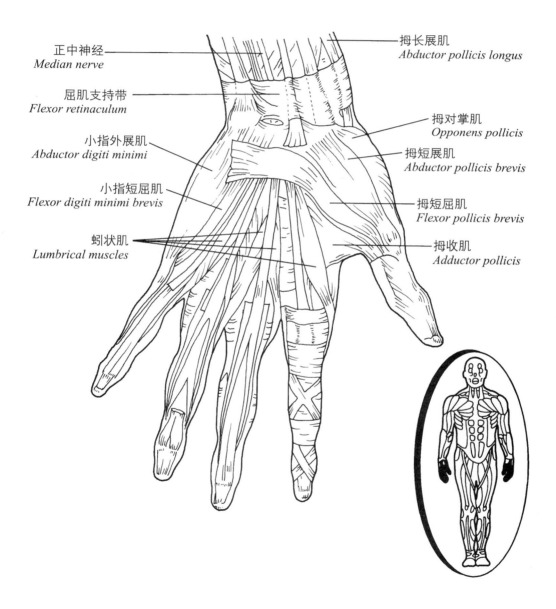

正中神经
Median nerve

屈肌支持带
Flexor retinaculum

小指外展肌
Abductor digiti minimi

小指短屈肌
Flexor digiti minimi brevis

蚓状肌
Lumbrical muscles

拇长展肌
Abductor pollicis longus

拇对掌肌
Opponens pollicis

拇短展肌
Abductor pollicis brevis

拇短屈肌
Flexor pollicis brevis

拇收肌
Adductor pollicis

迈出一只脚

脚跟手的构造很像，除了你的足骨不能自由移动，但这也没问题，因为脚不需要像手一样做精细的动作。脚是用来支撑身体、行走、奔跑以及保持平衡的。

你的每一只脚需要承受每平方英寸（1平方英寸 ≈ 6.45平方厘米）超过1吨的压力！脚部的骨骼和韧带把压力有效地传递到腿部的胫骨和股骨。

脚部有7块跗骨：距骨（也称为踝骨）、跟骨、骰骨、足舟骨和3个楔骨。距骨与胫骨及其内踝和外踝形成踝关节。

跟骨是最大和最有力的足骨，跟骨与脚后跟皮肤之间的脂肪垫有助于缓解冲击。

足舟骨呈船状，骰骨呈立方状。3块楔骨呈楔形，位于足舟骨和第一至第三跖骨之间。

足底是骨骼、肌肉、韧带、神经和血管的复合体。足弓可以缓解行走和奔跑时对脚部产生的冲击。同时，足弓也帮助你保持平衡。

足部的骨骼可能看起来像手部的骨骼，但是足部是用来支撑身体的。

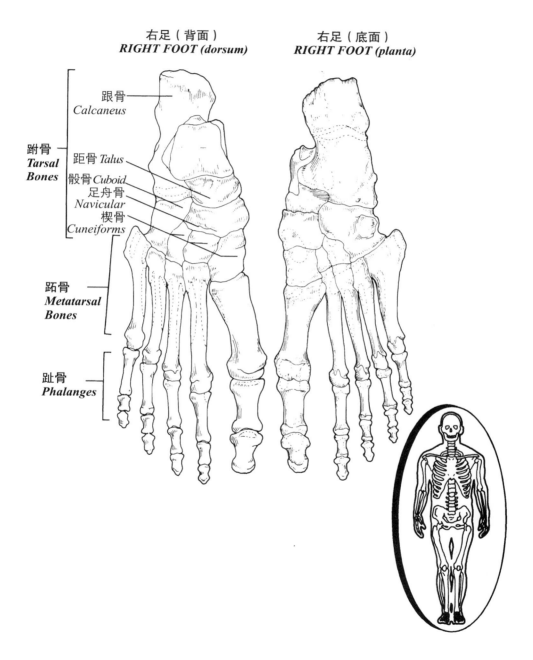

右足（背面）
RIGHT FOOT (dorsum)

右足（底面）
RIGHT FOOT (planta)

跟骨
Calcaneus

跗骨
Tarsal Bones

距骨 *Talus*

骰骨 *Cuboid*

足舟骨
Navicular

楔骨
Cuneiforms

跖骨
Metatarsal Bones

趾骨
Phalanges

抬起一条腿

毫无疑问，腿部的肌肉可以帮助你行走并保持平衡。腿部肌肉也是身体最强壮的肌肉之一。

右页图中所示为腿背面和侧面的肌肉，小腿表面的肌肉群包括腓肠肌和比目鱼肌。行走或奔跑的过程中，当你的脚着地时，你可以感受到这些肌肉的隆起。

这两块肌肉共用相同的肌腱，称为跟腱。你可以在跟骨后摸到跟腱。

小腿深处有4块肌肉，包括腘肌、胫骨后肌、趾长屈肌以及跨长屈肌。

腘肌弯曲你的膝关节，胫骨后肌使足部向下向内弯曲。你使用跨长屈肌弯曲你的大脚趾，而使用趾长屈肌完成另外4个脚趾的弯曲。大脚趾之所以需要单独的肌肉带动运动，是因为你迈出的每一步都需要大脚趾将足部推离地面。

膝盖需要多种强有力的肌肉来实现弯曲，并支撑你的身体。在右页的图片中，你可以看到股二头肌、半膜肌以及半腱肌。该图还显示了跖肌，这是一种退化肌肉，有些人甚至没有跖肌。

小腿外侧是腓骨长肌和腓骨短肌。两种肌肉都会使你的足部向下弯曲，并使足部外翻。当你在地板上足尖踮立时，你可以感受到距骨上方和后方的腓骨长肌肌腱。

人体最强壮的肌肉位于腿部。下图移除了部分腓肠肌（腓肠肌是小腿最强壮的肌肉），以便观察位于腓肠肌下方的肌肉。

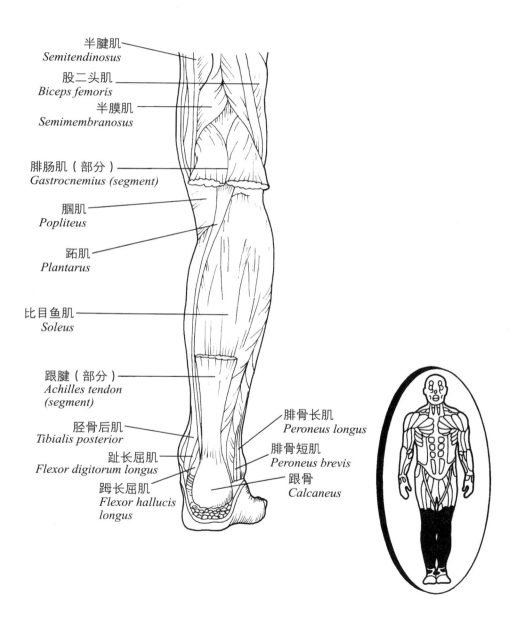

半腱肌
Semitendinosus

股二头肌
Biceps femoris

半膜肌
Semimembranosus

腓肠肌（部分）
Gastrocnemius (segment)

腘肌
Popliteus

跖肌
Plantarus

比目鱼肌
Soleus

跟腱（部分）
Achilles tendon (segment)

胫骨后肌
Tibialis posterior

趾长屈肌
Flexor digitorum longus

踇长屈肌
Flexor hallucis longus

腓骨长肌
Peroneus longus

腓骨短肌
Peroneus brevis

跟骨
Calcaneus

105

腿部的血液循环

腿部肌肉需要良好的血液循环系统来为其供血。股动脉及其分支向腿部供血，而股静脉及其分支将携带血液离开腿部。这些血管位于腿部深处，即便如此，在腿部和腹部的连接处，你仍然会感受到股动脉的搏动。

注入股静脉的最长的浅静脉是大隐静脉，其分支遍布于皮肤表面，与小隐静脉分支（也是股静脉的分支）在小腿后部相接。

你可以看到股动脉的主要分支，其被称为腘动脉，在右页的右侧图片中你可以看到腘动脉的两个主要分支。腘动脉向大腿后侧、膝盖和腿部的肌肉和皮肤供血。

腘动脉的两条分支分别为胫前动脉和胫后动脉，胫前动脉向小腿前部和足背供血，而胫后动脉与腓动脉并行，向腿后部以及足底供血。

移植器官可以拯救生命

当医生从一个人身上取出器官，并将其放入另一人体内，这个过程称为移植。移植新近死亡者的器官，是医生帮助患者延长生命的一种方式。

器官移植并不易成功，医生必须考虑很多问题，主要的问题是人体可能会把移植的器官当作入侵者，并尝试杀死它。

有时，移植是将身体的一部分从一个区域移植到另一个区域。当一个人接受冠状动脉旁路手术时，腿部的静脉被移植到心脏，以帮助恢复人体的血液循环。

下面左图所示为腿前部的主要静脉，而右图所示为腿后部的主要动脉。

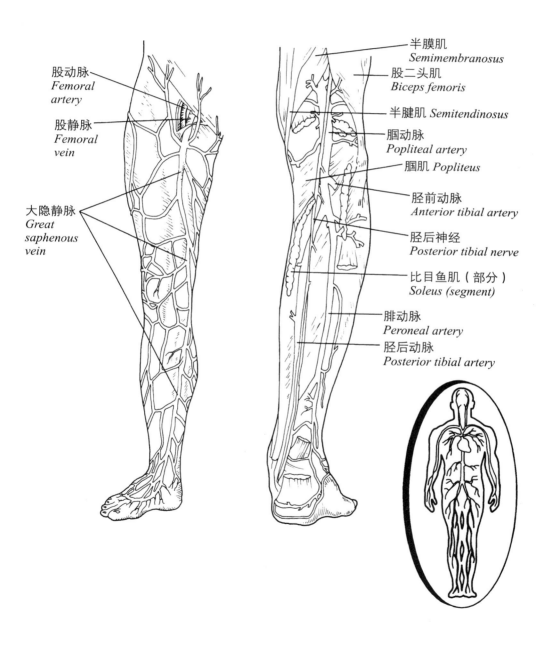

股动脉
Femoral artery

股静脉
Femoral vein

大隐静脉
Great saphenous vein

半膜肌
Semimembranosus

股二头肌
Biceps femoris

半腱肌 *Semitendinosus*

腘动脉
Popliteal artery

腘肌 *Popliteus*

胫前动脉
Anterior tibial artery

胫后神经
Posterior tibial nerve

比目鱼肌（部分）
Soleus (segment)

腓动脉
Peroneal artery

胫后动脉
Posterior tibial artery

流向上游

手臂和腿部静脉中流动的血液会反重力移动。为了保证血液沿正确的方向流动，四肢的静脉内有防止血液逆流的静脉瓣。

下次医生为你量血压时，请他给你指出手臂浅静脉中的一些瓣膜，它们看起来像肿块。

右页右图所示为大隐静脉。如果一个人工作时长期处于站立状态，那么大隐静脉中的瓣膜可能会失效。当发生这种情况时，重力会导致血液分布在静脉及其分支中，使静脉扩张，造成一种疼痛的症状，这被称为静脉曲张。

外科医生能够去除发生静脉曲张的浅静脉，而且不会产生不良影响，这是因为深静脉也可以输送血液。

在图中，你还可以看到腹股沟淋巴结，这些淋巴结过滤来自腿部的淋巴液，可以防止感染转移至身体的其他部位。

手臂表面的静脉包括头静脉和贵要静脉，两者在肘部弯曲处密集的血管交叉中通过肘正中静脉连接到一起。此处是体检或献血时抽血的适宜位置。

也是在这个地方，肘正中静脉之下，是肱二头肌腱膜。这条又宽又平的韧带将肱二头肌连接至前臂屈肌的结缔组织，下层则是肱动脉。肱动脉是医生测血压时听诊的动脉。

右图所示为大隐静脉和腿部淋巴管。左图所示为手臂的主要静脉。

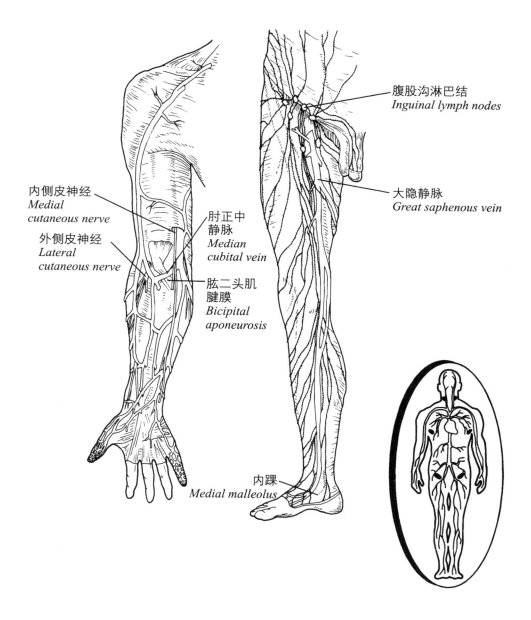

腹股沟淋巴结
Inguinal lymph nodes

大隐静脉
Great saphenous vein

内侧皮神经
*Medial
cutaneous nerve*

肘正中
静脉
*Median
cubital vein*

外侧皮神经
*Lateral
cutaneous nerve*

肱二头肌
腱膜
*Bicipital
aponeurosis*

内踝
Medial malleolus

一些神经

　　人体内最大的神经是坐骨神经。坐骨神经及其分支控制大腿后侧、小腿以及足部肌肉的运动。坐骨神经穿行于臀部梨状肌之下，沿大腿后侧下行。在腘窝处，坐骨神经分为腓总神经和胫神经。

　　腓总神经行至膝盖外侧，并控制小腿外侧及正面肌肉的运动。腓总神经并未受到良好的保护，当猛烈撞击膝盖外侧时，腓总神经容易受伤。胫神经控制小腿及足部肌肉的运动。

　　其他神经控制臀部肌肉的运动。臀上神经控制臀中肌和臀小肌，臀下神经控制臀大肌。

下图是右腿后侧的主要神经和肌肉。

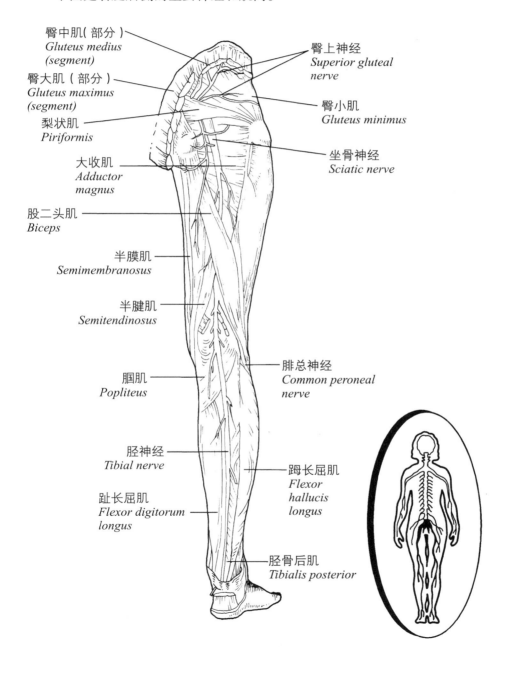

臀中肌(部分)
*Gluteus medius
(segment)*

臀大肌 (部分)
*Gluteus maximus
(segment)*

梨状肌
Piriformis

大收肌
*Adductor
magnus*

股二头肌
Biceps

半膜肌
Semimembranosus

半腱肌
Semitendinosus

腘肌
Popliteus

胫神经
Tibial nerve

趾长屈肌
*Flexor digitorum
longus*

臀上神经
*Superior gluteal
nerve*

臀小肌
Gluteus minimus

坐骨神经
Sciatic nerve

腓总神经
*Common peroneal
nerve*

踇长屈肌
*Flexor
hallucis
longus*

胫骨后肌
Tibialis posterior

保持足部凉爽

神经主要有两项功能：一是传递大脑发出的信息，告知身体如何移动；二是如果你觉得热、冷或者瘙痒，它们会把这些信息告知大脑。

靠近皮肤表面的神经被称为皮神经，它们支配热觉、冷觉以及触觉。同时，皮神经还控制皮肤表面显露的血管。当你感冒时，皮神经闭合血管，保存身体热量。当你觉得热时，皮神经会开放血管，释放身体热量。

作为腓总神经的两个分支的腓浅神经和腓深神经，它们支配小腿及足背皮肤的感觉。

足部的主要神经是足底内侧神经和足底外侧神经，它们都是胫神经的分支。

下图所示为右腿和足底，显示了支配皮肤感觉及部分肌肉的神经。

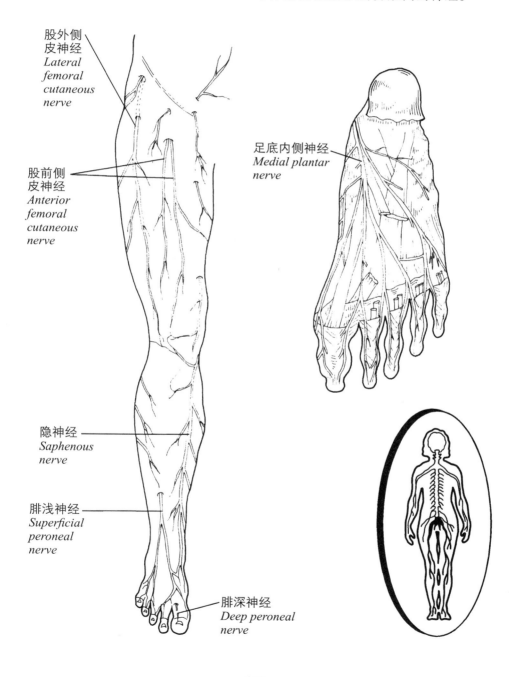

股外侧
皮神经
*Lateral
femoral
cutaneous
nerve*

股前侧
皮神经
*Anterior
femoral
cutaneous
nerve*

隐神经
*Saphenous
nerve*

腓浅神经
*Superficial
peroneal
nerve*

足底内侧神经
*Medial plantar
nerve*

腓深神经
*Deep peroneal
nerve*

113

你的皮肤

皮肤是人体最大的器官！为了防止身体过热，皮肤会出汗发红，为了防止身体过冷，皮肤可以停止血液供应，保存身体热量。

皮肤分为两层，外层称为表皮，表皮是阻止疾病入侵和水分进入的屏障。皮肤内层，又称为真皮层，含有向皮肤供血的血管及支配皮肤感觉的神经。

表皮不断更新，当表皮层磨损时，你每天都会脱落皮屑。在身体存在摩擦的区域，如足底，皮肤形成了厚厚的表皮层，被称为老茧。

毛发、指甲和汗腺是皮肤的特殊结构。

每根毛发都由两部分组成：毛根和毛干。毛根位于真皮中，毛干向外延伸到皮肤表面。被称为竖毛肌的微小肌肉附着在毛干上，当你害怕或寒冷时，竖毛肌会使毛发立起来。皮脂腺分泌油脂包裹毛干。

指甲作为坚硬的盾牌，会让指头的触感更敏锐。指甲在夏天长得更快，手指甲的生长速度比脚趾甲快4倍。指甲的正常颜色是粉色，如果指甲呈蓝色，则意味着手指获得的氧气不足，这可能是由疾病或有毒物质引起的，也可能仅仅是因为指甲在冷水中浸泡的时间过长。

汗腺遍布身体，主要分泌水分，帮助你在炎热的环境中保持凉爽。

下面是皮肤侧视特写图。皮肤外层不断脱落，新的表层不断生长出来。

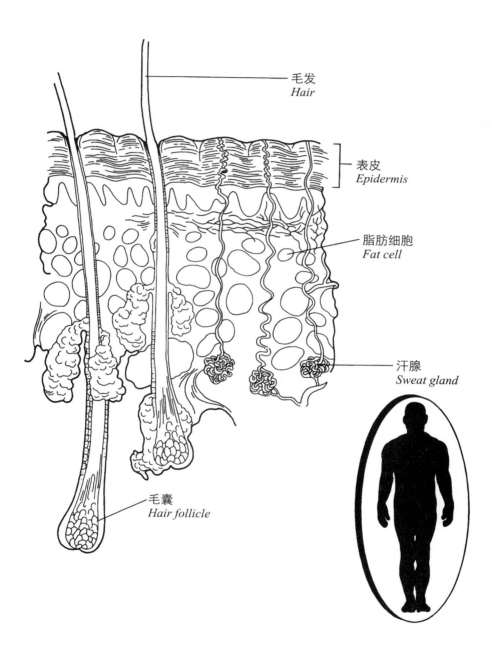

毛发
Hair

表皮
Epidermis

脂肪细胞
Fat cell

汗腺
Sweat gland

毛囊
Hair follicle

男性生殖系统

生殖系统包含一组创造新生命的器官。男性和女性具有不同的生殖系统，共同孕育胎儿。

右页的图片是人体的侧视图，显示了男性生殖系统的一部分。

睾丸是产生精子的部位。精子是信使，携带孕育胎儿所需的一半遗传信息，而其余的遗传信息则在卵子中，卵子是女性生殖系统的一部分。

精子有一条长尾巴，通过尾巴推动精子穿过女性生殖系统，最终与卵子相遇并使其受精。

睾丸也产生男性激素，这些激素被称为雄激素。当男孩长成男人时，雄激素将刺激身体产生相应变化，例如，雄激素决定了年轻男人何时长胡子，何时声音变粗。

精子穿过精索中的输精管，在两条输精管（分别来自两侧睾丸）的交汇处，核桃大小的前列腺及精囊将向其加入液体。

这种液体与精子一起通过尿道（阴茎中的管）喷射而出。尽管精液内含有数百万个精子，但只有一个精子可使卵子受精。

男性尿道除了生殖功能之外，还有其他用途。尿道是泌尿系统的一部分，尿液是身体的废液，在肾脏中形成，并沿着长管（称为输尿管）输送至膀胱。尿液临时储存在膀胱中，直至通过尿道排出。

下图为男性生殖系统的侧视图，此外还显示了膀胱、直肠和脊柱的末端。

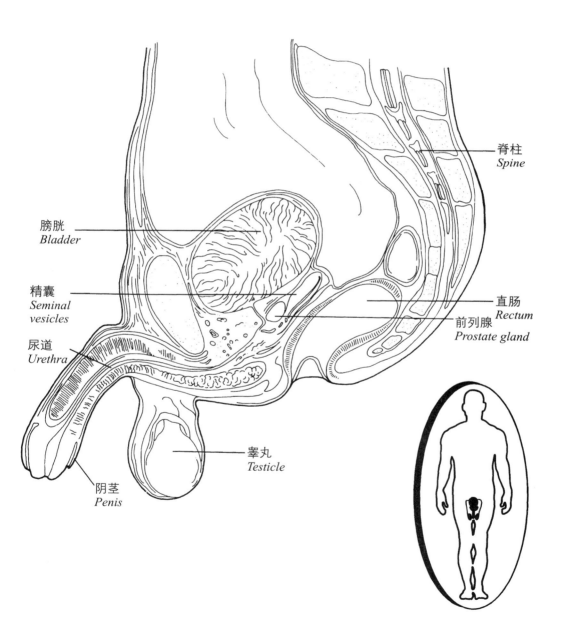

脊柱
Spine

膀胱
Bladder

精囊
Seminal vesicles

尿道
Urethra

直肠
Rectum

前列腺
Prostate gland

睾丸
Testicle

阴茎
Penis

女性生殖系统

　　女性生殖系统与男性生殖系统的差异很大。女性生殖器官接受来自男性的精子，为精子和卵子提供相遇的场所，同时孕育和保护发育中的胎儿。

　　卵子是由一对称为卵巢的腺体产生的。卵巢通常每月释放一枚卵子。如果同时释放两枚或更多卵子，则可能产生双胞胎或多胞胎。

　　男性提供的精子通过被称为子宫颈的开口游入子宫，然后进入输卵管。

　　卵巢释放卵子，卵子通过输卵管时，可能会遇到精子。卵子一次只能和一个精子完成受精。当精子和卵子结合时，完成受精，女性怀孕。

　　受精后，卵子和精子结合产生的细胞被称为受精卵。受精卵分裂，形成细胞簇。这些细胞进入子宫，继续生长。

　　除了产生卵子之外，卵巢还产生雌激素来控制每月卵子的释放。这些激素还通过增加子宫内膜的厚度和血液供应来为子宫做好可能受孕的准备。

下图是女性骨盆区域的侧视图，显示了子宫、膀胱、直肠和脊柱末端的位置。子宫可以扩张数倍，以容纳发育中的胎儿。

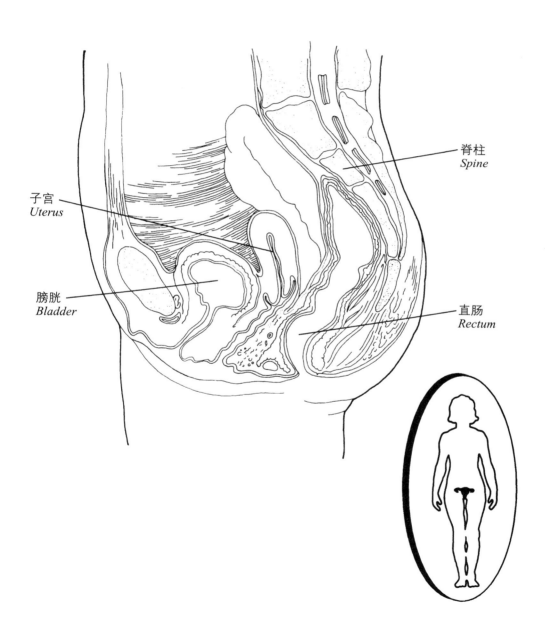

脊柱
Spine

子宫
Uterus

膀胱
Bladder

直肠
Rectum

下一代

受精后，单细胞受精卵约需 1 天的时间为分裂做准备。受精卵分裂成 2 个细胞，然后 2 个细胞变成 4 个，4 个变成 8 个，8 个变成 16 个……直到这些细胞形成一个空心球为止。我们把这个细胞球称为胚胎。

到第 1 周结束时，胚胎附着在子宫内膜上。子宫内膜的动脉向发育中的胚胎提供营养物质和氧气，而静脉则排出胚胎产生的废物。

在第 2 周，胚胎上形成 3 个不同的细胞层，这些细胞层将形成人体的所有器官。

外胚层发育为皮肤、指甲、毛发、感觉器官和神经系统。内胚层发育为肺脏和包括肝脏在内的消化系统。中胚层发育为骨骼、肌肉、肾脏和循环系统。

在第 2.5 周时开始形成神经系统。胚胎的心脏在第 3.5 周时开始跳动，这种持续终生的跳动为人体泵血。

胎盘是胚胎和母亲的血液之间交换营养物质、氧气和废物的区域。脐带将胚胎连接至胎盘，有两条动脉将血液输送到胎盘，一条静脉将血液带回胚胎。

胚胎漂浮在充满液体的羊膜囊内，羊膜囊有助于缓解胚胎受到的震荡。

到第 3 个月结束时，胚胎长约 3 英寸，已经长出几乎所有基本结构，现在胚胎称为胎儿。

在接下来距离出生前的 6 个月中，胎儿生长变大，器官更加复杂。

出生时，胎儿将成为一个拥有完美器官的完整人类个体，而这一切都源于 1 个单细胞的分裂！

下图所示为胎儿的血液循环。

当胎儿出生时，脐带被剪断并结扎，残端脱落以后成为肚脐。

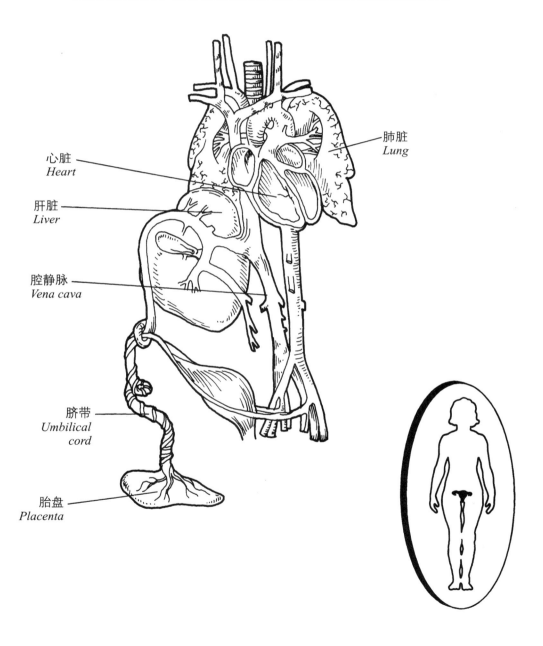

肺脏
Lung

心脏
Heart

肝脏
Liver

腔静脉
Vena cava

脐带
Umbilical
cord

胎盘
Placenta